Pauline Meunier

**Sécurisation du circuit du médicament et son administration en EHPAD**

Pauline Meunier

# Sécurisation du circuit du médicament et son administration en EHPAD

**Formation du personnel soignant par la pharmacien**

**Presses Académiques Francophones**

**Impressum / Mentions légales**
Bibliografische Information der Deutschen Nationalbibliothek: Die Deutsche Nationalbibliothek verzeichnet diese Publikation in der Deutschen Nationalbibliografie; detaillierte bibliografische Daten sind im Internet über http://dnb.d-nb.de abrufbar.
Alle in diesem Buch genannten Marken und Produktnamen unterliegen warenzeichen-, marken- oder patentrechtlichem Schutz bzw. sind Warenzeichen oder eingetragene Warenzeichen der jeweiligen Inhaber. Die Wiedergabe von Marken, Produktnamen, Gebrauchsnamen, Handelsnamen, Warenbezeichnungen u.s.w. in diesem Werk berechtigt auch ohne besondere Kennzeichnung nicht zu der Annahme, dass solche Namen im Sinne der Warenzeichen- und Markenschutzgesetzgebung als frei zu betrachten wären und daher von jedermann benutzt werden dürften.

Information bibliographique publiée par la Deutsche Nationalbibliothek: La Deutsche Nationalbibliothek inscrit cette publication à la Deutsche Nationalbibliografie; des données bibliographiques détaillées sont disponibles sur internet à l'adresse http://dnb.d-nb.de.
Toutes marques et noms de produits mentionnés dans ce livre demeurent sous la protection des marques, des marques déposées et des brevets, et sont des marques ou des marques déposées de leurs détenteurs respectifs. L'utilisation des marques, noms de produits, noms communs, noms commerciaux, descriptions de produits, etc, même sans qu'ils soient mentionnés de façon particulière dans ce livre ne signifie en aucune façon que ces noms peuvent être utilisés sans restriction à l'égard de la législation pour la protection des marques et des marques déposées et pourraient donc être utilisés par quiconque.

Coverbild / Photo de couverture: www.ingimage.com

Verlag / Editeur:
Presses Académiques Francophones
ist ein Imprint der / est une marque déposée de
OmniScriptum GmbH & Co. KG
Heinrich-Böcking-Str. 6-8, 66121 Saarbrücken, Deutschland / Allemagne
Email: info@presses-academiques.com

Herstellung: siehe letzte Seite /
Impression: voir la dernière page
**ISBN: 978-3-8381-8987-1**

Copyright / Droit d'auteur © 2014 OmniScriptum GmbH & Co. KG
Alle Rechte vorbehalten. / Tous droits réservés. Saarbrücken 2014

UNIVERSITÉ JOSEPH FOURIER

FACULTÉ DE PHARMACIE DE GRENOBLE

Année 2013 N° :

## Sécurisation du circuit du médicament et son administration dans les EHPAD : formation du personnel soignant par le pharmacien

THÈSE PRÉSENTÉE POUR L'OBTENTION DU TITRE

DE DOCTEUR EN PHARMACIE

DIPLÔME D'ÉTAT

Pauline MEUNIER

Née le 3 octobre 1989, à La Tronche (38)

THÈSE SOUTENUE PUBLIQUEMENT À LA FACULTÉ DE PHARMACIE DE GRENOBLE*

Le 26 septembre 2013

DEVANT LE JURY COMPOSÉ DE :

Président du Jury et directeur de thèse : Dr Marie JOYEUX-FAURE, Maître de conférences des Universités

Membres :

Dr Carole COPPO-ZIFFEL, Docteur en pharmacie

Dr Annabelle GEZE, Maître de conférences des Universités en pharmacotechnie

Dr Hugues VIDELIER, Docteur en pharmacie, Président du conseil régional de l'Ordre des Pharmaciens

Mme Ravia JOURDE, Directrice d'Etablissement d'Hébergement pour Personnes Agées Dépendantes

# Sommaire

| | |
|---|---|
| **Acronymes utilisés** | 7 |
| **Liste des tableaux** | 9 |
| **Liste des figures** | 10 |
| **Introduction** | 11 |
| **Première partie : Généralités** | 16 |
| **I/ Les EHPAD et leurs résidents** | 17 |
|     I.1 L'établissement | 17 |
|         I.1.a) La législation | 20 |
|         I.1.b) Les besoins en EHPAD | 26 |
|         I.1.c) Le personnel soignant au sein des EHPAD | 28 |
|     I.2) Les patients | 33 |
|         I.2.a) Démographie | 34 |
|         I.2.b) Principales pathologies rencontrées | 35 |
|         I.2.c) Difficultés de déglutition | 36 |
|     I.3) Le pharmacien référent | 42 |
|         I.3.a) Loi HPST | 43 |

I.3.b) Missions et rôle au sein de l'EHPAD — 43

## II/ Le circuit du médicament au sein de l'EHPAD — 45

II.1) La prescription — 46

II.2) La dispensation — 49

II.3) Le stockage — 55

II.4) La préparation des traitements — 57

II.4.a) La PDA par le pharmacien — 57

II.4.b) La préparation des traitements par un IDE — 58

II.5) L'administration des traitements aux résidents — 62

II.6) La surveillance thérapeutique — 66

## III/ Les formes orales solides et leur manipulation — 66

III.1) Devenir in vivo des formes orales solides — 67

III.1.a) Les différentes étapes — 67

III.1.b) Les modifications possibles — 72

III.2) Les différents systèmes galéniques existants pour les formes solides pour la voie orale et pour la cavité buccale — 76

III.2.a) Les formes solides pour la voie orale — 76

III.2.a.i) Les comprimés conventionnels — 76

III.2.a.ii) Les capsules conventionnelles 85

III.2.a.iii) Les comprimés et capsules à libération modifiée 87

III.2.b) Les formes solides pour la cavité buccale 99

III.3) L'écrasement des comprimés et l'ouverture des gélules 102

III.3.a) Les règles générales suivant la forme galénique 102

III.3.b) Illustration par des exemples des conséquences liées à la modification de la galénique des comprimés et gélules 106

III.3.c) La conduite à tenir face à un patient qui ne peut avaler 112

III.3.d) Les modalités pratiques 117


**Deuxième partie : Etude du problème dans 4 EHPAD de l'Isère 124**

**I/ Description et présentation de ces quatre EHPAD 125**

I.1) Situation géographique et fonctionnement de l'EHPAD 125

I.2) Les résidents 126

I.3) Résidents ayant des difficultés de déglutition 127

**II/ Analyse des prescriptions des résidents présentant des troubles de déglutition 128**

**III/ Conclusion 131**

**Troisième partie : Formation du personnel soignant au sein de ces 4 EHPAD** — **133**

**I/ But de la formation** — **134**

**II/ Matériel et méthode** — **134**

    II.1) Forme de la formation — 134

    II.2) Fond de la formation — 136

    II.3) Mise en place de la formation — 138

**III/ Résultats** — **139**

**IV/ Interprétation des résultats et discussions** — **144**

**Conclusion** — **147**

**Bibliographie** — **150**

**Annexes** — **162**

# Acronymes utilisés

**AGGIR :** Autonomie, Gérontologie, Groupe Iso-Ressources

**AINS :** Anti-inflammatoire non stéroïdien

**AMP :** Aides médico-psychologiques

**ANSM :** Agence Nationale de Sécurité du Médicament et des produits de santé

**APA :** Allocation Personnalisée d'Autonomie

**APL :** Allocation Personnalisée Logement

**AP-PH :** Assistance Publique des Hôpitaux de Paris

**ARS:** Agence Régionale de Santé

**AS:** Aide-soignant

**ASH:** Agents de soins hospitaliers

**AVC:** Accident vasculaire cérébral

**CASF:** Code de l'Action Sociale et des Familles

**CHU:** Centre Hospitalier Universitaire

**CMR:** Cancérigène mutagène reprotoxique

**CPAM:** Caisse Primaire d'Assurance Maladie

**CSP:** Code de la Santé Publique

**DCI:** Dénomination commune internationale

**EHPAD:** Etablissement d'Hébergement pour Personnes Agées Dépendantes

**GIR:** Groupe Iso-Ressources

**HAS:** Haute Autorité de Santé

**HPMC:** HydroxyPropylMéthylCellulose

**HPST:** Hôpital, Patients, Santé et Territoires

**IDE:** Infirmier diplômé d'état

**INSEE:** Institut National de la Statistique et des Études Économiques

**IPP:** Inhibiteurs de la pompe à protons

**LFSS:** Loi de Financement de la Sécurité Sociale

**LP:** Libération prolongée

**MARPA:** Maisons d'Accueil Rurale pour Personnes Agées

**MTE:** Marge thérapeutique étroite

**MUPS :** Multiple Unit Pellet System

**OMEDIT :** Observatoire des Médicaments, des Dispositifs Médicaux et de l'Innovation Thérapeutique

**PA :** Principe actif

**PDA :** Préparation des doses à administrer

**PUI :** Pharmacie à usage intérieur

**RCP :** Résumé des caractéristiques du produit

**SMR :** Service médical rendu

**SSR :** Soins de Suite et de Rééducation

**UPG :** Unité PsychoGériatrique

**USLD:** Unité de Soins Longue Durée

# Liste des tableaux

- Tableau 1 : Pathologies les plus fréquentes pour chacun des niveaux de dépendance ; source : enquête EHPA 2003 - volet pathologies et morbidité, DREES.
- Tableau 2 : Médicaments susceptibles de causer la xérostomie
- Tableau 3 : Principaux polymères utilisés en pelliculage ; source : WEHRLE, P. « Pharmacie galénique : formulation et technologie pharmaceutique » 2$^e$ édition de chez Maloine, 2012.
- Tableau 4 : Démographie des résidents des 4 EHPAD étudiés.
- Tableau 5 : Pourcentage et âge moyen des résidents ayant des difficultés de déglutition au sein des 4 EHPAD.
- Tableau 6 : Analyse du nombre de lignes thérapeutiques par prescription et de celles à galénique modifiée pour leur administration.
- Tableau 7 : Analyse et graduation des différents problèmes posés par la modification de la galénique des formes orales solides pour leur administration.
- Tableau 8 : Qualification des personnes ayant assistées à la formation

# Liste des figures

- Figure 1 : Différentes formes de comprimés
- Figure 2 : Présentation unitaire ou non
- Figure 3 : Formule des résines méthacryliques
- Figure 4 : Schéma d'un comprimé osmotique
- Figure 5 : Extrait de : « Liste régionale des médicaments per os concernant l'écrasement des comprimés et l'ouverture des gélules »
- Figure 6 : Ecrase comprimé Comed ®
- Figure 7 : Système Silent Knight ®
- Figure 8 : Broyeur électrique Severo®
- Figure 9 : Extérieur du boitier
- Figure 10 : Intérieur du boitier

# Introduction

Depuis plusieurs années, la France connaît un vieillissement de sa population. De plus, cette population vieillissante s'avère être de plus en plus atteinte de pathologies chroniques et son niveau de dépendance augmente également, résultant notamment d'une espérance de vie de plus en plus élevée, grâce entre autres, aux progrès de la médecine. Pour répondre aux besoins inhérents à cette catégorie grandissante de notre population, les Etablissements d'Hébergement pour Personnes Agées Dépendantes (EHPAD) ont été créés, répondant ainsi à la fois à une structure médicalisée de qualité, mais aussi à une structure d'hébergement, de vie.

Au sein de ces établissements s'apparentant à ceux de la santé, le circuit du médicament requiert une organisation et une sécurisation de rigueur afin d'éviter au maximum la iatrogénie médicamenteuse, puisqu'il est d'autant plus complexe qu'il fait intervenir un grand nombre de professionnels de santé, salariés au sein de la structure ou bien libéraux (médecins, pharmaciens, infirmiers diplômés d'état (IDE), aides-soignants (AS), aides médico-psychologiques (AMP), agents de soins hospitaliers (ASH)).

La iatrogénie médicamenteuse est un enjeu majeur de santé publique ; en effet, elle serait responsable de plus de 10 % des hospitalisations chez les sujets âgés et 30 à 60 % seraient évitables, catégorisées alors comme erreurs médicamenteuses (1).

Une erreur médicamenteuse est une erreur survenant au cours du circuit du médicament, quel que soit l'acteur du circuit qui la commette. Selon une étude conduite en milieu hospitalier, 34 % des erreurs médicamenteuses seraient liées à l'acte d'administration. Certes l'acte d'administration peut être source d'erreur par une mauvaise identification soit du médicament à administrer, soit du malade, mais elle peut aussi l'être par une mauvaise utilisation du médicament : c'est là le sujet de cette thèse. En effet, de nombreux patients souffrent de troubles de la déglutition en gériatrie (environ 30 %), obligeant alors le personnel soignant à trouver une parade pour administrer les formes orales solides, c'est-à-dire bien souvent à écraser les comprimés et à ouvrir les gélules, de quelque nature qu'ils soient.

La dangerosité de cette pratique n'est pas souvent mesurée par le personnel soignant administrant les traitements, faute d'information à ce sujet. Et, de ce fait, les médecins et pharmaciens ne sont pas toujours au courant de ces difficultés de déglutition par manque de transmission de cette information jusqu'à eux, car jugée non importante par le personnel soignant.

Au sein des EHPAD, quel rôle peut alors jouer le pharmacien dans la formation du personnel soignant sur la question de la modification de la galénique des formes orales solides ?

Pour répondre à cette question, une collaboration avec quatre EHPAD de l'Isère a été mise en place. Cela a permis, dans un premier temps, d'observer et d'évaluer leurs pratiques concernant la modification de la galénique des formes orales solides, et de corriger ces dernières si elles se trouvaient incorrectes, et dans un deuxième temps, d'effectuer une formation au personnel soignant sur le sujet afin de les informer et d'améliorer leur perception sur la gravité que peut parfois avoir cette pratique.

Dans une première partie, nous décrirons les généralités des différents domaines qui composent notre sujet, notamment les EHPAD, l'organisation du circuit du médicament en leur sein, les difficultés de déglutition, les différents types de formes orales solides ainsi que les risques et recommandations liés à la modification de leur galénique en vue de leur administration.

Puis, dans la deuxième partie, nous dresserons un état des lieux de cette pratique au sein des quatre EHPAD avec qui nous avons collaboré. Nous évaluerons l'importance que cette pratique occupe dans chaque établissement ainsi que son niveau de conformité.

Enfin pour finir, nous présenterons dans la troisième partie la formation du personnel soignant, réalisée dans les quatre EHPAD, concernant l'écrasement des comprimés et l'ouverture des gélules. Nous effectuerons aussi un bilan sur l'appréciation et l'impact qu'elle a pu avoir sur le personnel formé.

# Première partie

# Généralités

## I/ Les EHPAD et leurs résidents

### I.1) L'établissement

Les EHPAD sont une des catégories de structures d'hébergement pour personnes âgées existantes en France. En effet, il existe différents types d'établissements qui diffèrent de par le degré de dépendance des patients qu'ils y accueillent, et de ce fait, de par le niveau de médicalisation qu'ils mettent en place dans la résidence. Moins les personnes sont autonomes et plus le degré de médicalisation de la maison sera important.

En France il existe plusieurs types d'établissement (2), (3)

- **Les établissements sanitaires**
    - *Les services de soins et de rééducations (SSR)* : ils font suite à une pathologie aigue ayant nécessité une hospitalisation ; les patients y sont accueillis pour une durée limitée de 3 mois par année afin de suivre une rééducation.
    - *Les unités de soins de longue durée (USLD)* : les patients accueillis ont totalement perdu leur autonomie de vie et ont besoin d'une surveillance médicale constante et de traitements

médicaux d'entretien. Ces unités sont le plus souvent rattachées à un service hospitalier.

- **Les établissements médico-sociaux**

  On entend par établissements médico-sociaux une personne morale publique ou privée, bénéficiant de fonds publics pour remplir une mission de service public telle que décrite au Code de l'Action Sociale et des Familles (CASF).

  o *Les maisons de retraite non médicalisées (EHPA)* : elles accueillent des personnes âgées valides ou en perte d'autonomie. Elles incluent l'hébergement, les repas et divers services spécifiques.

  o *Les maisons de retraite médicalisées pour personnes âgées dépendantes (EHPAD)* : ces maisons sont quant à elles réservées aux personnes âgées dépendantes. Elles proposent un suivi médical plus important par rapport aux autres types d'établissements médico-sociaux, ce qui, de ce fait, les rapproche plus des établissements sanitaires (4). Néanmoins, cela reste le lieu de vie des résidents et ils gardent le libre choix de leur médecin traitant et de leur pharmacien. Leur capacité d'accueil peut varier entre 11 et 355 lits avec une valeur médiane à 71 lits (5).

- *Les foyers-logements* : ensemble de logements autonomes proposant des services collectifs facultatifs; considérés comme substituts de domiciles.
- *Les petites unités de vie et les Maisons d'Accueil Rurale pour Personnes Agées (MARPA)* : l'accueil est limité à moins de 25 résidents. L'objectif est de maintenir une vie comme dans un domicile ordinaire tout en partageant une vie communautaire choisie.
- *L'hébergement temporaire* : accueille des personnes ayant besoin d'un soutien temporaire en raison, par exemple, d'une absence momentanée de l'aide familiale ou de voisinage ou bien d'un problème de fragilité particulière comme une hospitalisation. Ces accueils sont principalement proposés au sein des EHPAD mais quelques unités de vie ont pu être créées spécifiquement pour accueillir des personnes en hébergement temporaire.

Tous ces différents types d'établissements peuvent être :

- Publiques : (60 % de la capacité d'accueil) leur prix est fixé en accord avec le Conseil Général car ce sont des établissements habilités à l'aide sociale.
    - Autonomes : ont un budget qui leur est propre

- - Rattachés à un établissement sanitaire (hôpital par exemple) ou à une collectivité territoriale (commune ou département le plus souvent)
- Privés :
  - A but non lucratif : (26 %) dépendent alors d'une mutuelle, d'une congrégation religieuse ou d'une association régie par la loi 1901.
  - Commerciaux (14 %) : dépendent d'un propriétaire particulier ou d'un groupe ayant ou non des actionnaires.

Dans tous les établissements, qu'ils soient publics ou privés, chaque résident peut prétendre à des aides sociales comme l'Allocation Personnalisée au Logement (APL) et l'Allocation Personnalisée à l'Autonomie (APA).

### I.1.a) La législation

Les EHPAD, comme tous les autres établissements médico-sociaux vus auparavant, sont régis par le CASF.

Depuis 2002, les maisons de retraite médicalisées signent des conventions tripartites avec leur Conseil Général et l'Assurance Maladie (par le biais des Agences Régionales de Santé (ARS)), devenant ainsi des EHPAD.

De ce fait, elles s'engagent sur les conditions de fonctionnement de l'établissement sur le plan financier (tarification ternaire développée plus loin) ainsi que sur la qualité de la prise en charge des personnes et des soins qui leur sont prodigués.

Cette obligation pour les EHPAD de signer une convention tripartite est citée dans les textes de loi :

« Afin de favoriser la coordination des prestations servies aux personnes âgées dépendantes, d'accomplir les tâches d'instruction et de suivi de ces prestations et de préciser les modalités de gestion de cette coordination, le département conclut des conventions avec les organismes de sécurité sociale » (loi n°97-60 du 24 janvier 1997) (6).

En effet, la convention tripartite pluriannuelle (fixée pour une durée de 5 ans) définit un cahier des charges auquel l'établissement doit répondre pour acquérir le statut d'EHPAD. Ce cahier des charges se traduit par le « projet d'établissement », document qui présente l'organisation de l'établissement et les objectifs qu'il vise à atteindre pour assurer la meilleure réponse aux besoins de tous les résidents. Il se décompose en trois parties : le projet de vie, le projet de soins (dirigé par le médecin coordinateur de l'EHPAD) et enfin le projet d'animation (4).

Cette convention détaille également la tarification journalière par résident, appliquée à l'établissement, divisée en trois catégories (4) :

- **L'hébergement** (participation du département possible avec l'aide sociale) : administration générale, service hôtelier, restauration, entretien des locaux et l'animation : ce tarif est constant pour tous les résidents d'un même EHPAD et est défini par le président du Conseil Général.

- **La dépendance** (part pouvant éventuellement être prise en charge par le Conseil Général avec l'APA: frais supplémentaires liés au niveau de dépendance du résident ; ce tarif diffère donc d'un résident à l'autre au sein du même établissement. En général chaque EHPAD établit trois niveaux de tarifs dépendance correspondant au degré de perte d'autonomie du résident. Ce tarif est lié par exemple à l'aide à la toilette, à l'habillage, à la prise de repas, aux produits et services nécessaires supplémentaires liés à l'incontinence par exemple.

Le degré de dépendance est évalué avec le GIR (Groupe Iso-Ressources). L'attribution d'une personne dans un GIR donné, se fait grâce à une grille d'évaluation : la grille nationale AGGIR (Autonomie, Gérontologie, Groupe Iso-Ressources) disponible sur amelie.fr. L'évaluation se base sur 17 critères dont 10 sont dits discriminants pour le calcul du GIR :

> La cohérence
> L'orientation

- ➢ La toilette
- ➢ L'habillage
- ➢ L'alimentation
- ➢ L'élimination urinaire et fécale
- ➢ Les transferts (se lever, se coucher, s'asseoir)
- ➢ Le déplacement à l'intérieur
- ➢ Le déplacement à l'extérieur
- ➢ La communication à distance (téléphone, alarme, sonnette…)

Les 7 autres variables, apportant quant à elles des informations pour l'élaboration d'un plan d'aide à la personne, portent sur la gestion du budget et de ses biens, la cuisine, le ménage, les transports, les achats, le suivi d'un traitement médical et les activités de temps libres.

Pour chacun de ces items, on aura 3 choix de cotation :

- A : Actes accomplis seul spontanément, totalement et correctement
- B : Actes partiellement accomplis ou non habituellement ou non correctement
- C : Actes non réalisés

Il existe 6 GIR différents (calculés par un algorithme complexe imposant l'informatique), GIR1 correspondant au niveau de dépendance le plus élevé et GIR6 correspondant à des personnes indépendantes pour tous les actes discriminants de la vie courante. Seuls les GIR 1 à 4 ouvrent un droit à l'APA ; les GIR 5 et 6 peuvent néanmoins demander un droit à une aide-ménagère (7).

- **Les soins** (pris en charge par la Sécurité Sociale) : le tarif des soins est fixé par l'ARS. Deux types d'options tarifaires existent : la tarification globale (1/3 des EHPAD) ou la tarification partielle (2/3 des EHPAD) (5). C'est au choix de l'EHPAD de choisir le type d'option tarifaire.

Quel que soit l'option tarifaire choisie par l'EHPAD, les dépenses suivantes sont toujours inclues dans le tarif des soins de l'établissement (8) :

> Les charges relatives au médecin coordonnateur
> Les charges relatives « *aux infirmières ou infirmiers libéraux* » (article r.314-167 du code de l'action sociale et des familles)
> Les charges relatives aux aides-soignantes ; les dépenses de pédicures, ergothérapeutes et psychomotriciens, dont l'activité

ne s'exerce pas selon une modalité libérale, sont de fait également imputées sur la dotation soins de l'établissement
- Les charges relatives aux dispositifs médicaux non personnalisés.

La tarification globale rémunère elle, quatre prestations supplémentaires contrairement à la tarification partielle (8) :

- les consultations d'omnipraticiens
- l'ensemble des soins d'auxiliaires médicaux
- les examens de radiologie légère
- les examens de biologie courante

Quant à la dépense de soins liée aux médicaments des résidents, elle ne dépend pas de l'option tarifaire choisie au sein de l'établissement mais de la présence ou non d'une Pharmacie à usage intérieur (PUI).

Dans le premier cas (environ 10% des EHPAD (5)), les dépenses de soins « médicaments » sont couverts par la dotation de soins de l'EHPAD ; à l'inverse ces dépenses sont exclues du budget soins de l'EHPAD et sont remboursées aux résidents sur l'enveloppe soins de ville de l'Assurance Maladie.

Une expérimentation prévue sur 2 ans a été lancée par la Loi de Financement de la Sécurité Sociale (LFSS) de 2009, visant à évaluer l'effet de la réintégration du coût du médicament dans le forfait soins. (8).

Ainsi, les EHPAD se distinguent aujourd'hui des autres établissements et deviennent la forme d'institution pour personnes âgées la plus fréquemment rencontrée.

### *I.1.b) Les besoins en EHPAD*

A l'heure actuelle, la population française compte 65,5 millions d'habitants dont 11,5 millions ont 65 ans ou plus (soit 17,5 % de la population totale), et sont donc considérés comme personnes âgées (9).

D'après une projection établie par l'INSEE, en 2050 la population totale en France s'établira à 70,0 millions d'habitants, soit 9,3 millions de plus qu'en 2005 et une personne sur trois aurait 60 ans ou plus soit 22,3 millions de personnes contre 12,6 millions en 2005, soit une hausse de 80 % en 45 ans (10).

C'est entre 2006 et 2035 que cet accroissement serait le plus fort (de 12,8 à 20,9 millions), avec l'arrivée à ces âges des générations nombreuses issues du baby-boom, nées entre 1946 et 1975.

Ce vieillissement est inéluctable, il découle d'une part de la pyramide des âges actuelle, puisque les personnes qui atteindront 60 ans à l'horizon 2050 sont déjà toutes nées (en 1989 ou avant), et d'autre part de l'allongement de l'espérance de vie qui ne fera que s'intensifier dans l'avenir, notamment grâce aux progrès de la médecine ; elle est actuellement de 78 ans pour les hommes et 84 ans pour les femmes tandis qu'en 2050, elle serait de 84 ans pour les hommes et de 89 ans pour les femmes soit une augmentation de cette valeur ainsi qu'une réduction de l'écart homme-femme.

L'augmentation de l'espérance de vie ira de pair avec l'augmentation du nombre de personnes âgées dépendantes ; d'après une estimation de l'INSEE de 2006, le taux de dépendance d'ici 2040 sera 50 fois plus élevé qu'en 2006. Cependant, les progrès médicaux ainsi que l'amélioration des conditions de vie, conduiront sans doute à retarder l'âge d'apparition de la dépendance, passant de 78 à 82 ans pour les hommes, et de 83 à 88 ans pour les femmes entre 2000 et 2040 (11).

L'allongement de la durée de vie, l'augmentation croissante du niveau de dépendance, la diversité des pathologies font que la demande d'hébergement en EHPAD ne sera que croissante dans l'avenir puisque les besoins croîtront sans cesse.

### *I.1.c) Personnel soignant au sein des EHPAD*

Au sein de l'EHPAD, il existe trois types de catégories professionnelles : celle liée à l'hébergement (environ 40 % du personnel total), celle liée à la dépendance (20 %) et enfin celle liée aux soins (40 %) (5).

Différentes professions de santé coexistent et travaillent en collaboration au sein de la section soins. Nous pouvons compter parmi le personnel soignant de l'établissement :

- *Le médecin coordonnateur*

Son existence est obligatoire au sein d'un EHPAD ; selon l'article D312-156 du CASF : « Tout établissement hébergeant des personnes âgées dépendantes relevant du I de l'article L. 312-1 doit se doter d'un médecin coordonnateur ».

Son temps de présence au sein de l'établissement dépend de la capacité d'accueil de la résidence (12).

Le médecin coordonnateur assure l'encadrement médical de l'équipe soignante ; en effet, il a de nombreuses missions au sein de la section soins de l'EHPAD décrites à l'article D312-158 du CASF ; nous citerons notamment :

1) Elaboration, avec le concours de l'équipe soignante, du projet général de soins, s'intégrant dans le projet d'établissement, et coordination et évaluation de sa mise en œuvre,

2) Rendu d'un avis sur les admissions des personnes à accueillir en veillant notamment à la compatibilité de leur état de santé avec les capacités de soins de l'institution,

3) Présidence de la commission de coordination gériatrique chargée d'organiser l'intervention de l'ensemble des professionnels salariés et libéraux au sein de l'établissement.

[…]

5) Veille à l'application des bonnes pratiques gériatriques, y compris en cas de risques sanitaires exceptionnels, formulation de toute recommandation utile dans ce domaine et contribution à l'évaluation de la qualité des soins,

6) Contribution auprès des professionnels de santé exerçant dans l'établissement à la bonne adaptation aux impératifs gériatriques des prescriptions de médicaments et des produits et prestations inscrits sur la liste mentionnée à l'article L. 165-1 du code de la sécurité sociale. A cette fin, il élabore une liste, par classes, des médicaments à utiliser préférentiellement, en collaboration avec les médecins traitants des résidents, et, le cas échéant, avec le pharmacien chargé

de la gérance de la pharmacie à usage intérieur ou le pharmacien mentionné à l'article L. 5126-6 du Code de la Santé Publique (CSP),

[...]

13) Réalisation des prescriptions médicales pour les résidents de l'établissement au sein duquel il exerce ses fonctions de coordonnateur en cas de situation d'urgence ou de risques vitaux ainsi que lors de la survenue de risques exceptionnels ou collectifs nécessitant une organisation adaptée des soins. Les médecins traitants des résidents concernés sont dans tous les cas informés des prescriptions réalisées.

Le médecin coordonnateur ne peut pas exercer la fonction de directeur de l'établissement (13).

- *<u>Les infirmiers diplômés d'état (IDE)</u>*

L'IDE est, avec les aides-soignants, probablement le professionnel de santé le plus au contact des patients au sein de l'EHPAD. Il prodigue, entre autres, l'ensemble des soins infirmiers cité à l'article R-4311-5 du CSP.

Parmi les actes infirmiers cités dans cet article et en lien avec le médicament nous retrouvons :

- Aide à la prise des médicaments présentés sous forme non injectable
- Vérification de leur prise

- Surveillance de leurs effets et éducation du patient

L'infirmier a également un rôle non négligeable d'observation et dialogue avec le patient pour déceler les problèmes afin de pouvoir mettre en œuvre les moyens nécessaires pour une prise en charge adaptée ; par exemple, les troubles de la déglutition, ... (14).

- ***Les aides-soignants (AS)***

La profession d'AS fait partie de la catégorie des métiers paramédicaux. Leur rôle se résume principalement à l'aide aux patients qui se trouvent dans l'incapacité d'assurer eux-mêmes les besoins élémentaires de la vie courante comme se laver, s'habiller, boire et manger seul, bouger... Au sein de l'équipe de soins de l'EHPAD, il travaille en étroite collaboration et sous la responsabilité de l'IDE, qui, du fait de l'exercice en établissement médico-social, peut lui déléguer une partie de son travail. En effet l'article R4311-4 stipule : « Lorsque les actes accomplis et les soins dispensés relevant de son rôle propre sont dispensés dans un établissement ou un service à domicile à caractère sanitaire, social ou médico-social, l'infirmier ou l'infirmière peut, sous sa responsabilité, les assurer avec la collaboration d'aides-soignants, d'auxiliaires de puériculture ou d'aides médico-psychologiques qu'il encadre et dans les limites de la qualification reconnue à ces derniers du fait de leur formation. Cette collaboration peut s'inscrire dans le cadre des protocoles de soins infirmiers mentionnés à l'article R. 4311-3. »

En EHPAD, l'AS est donc habilité à l'aide à la prise des médicaments et à la vérification de celle-ci sous la responsabilité de l'IDE.

- ***Les autres auxiliaires médicaux comme les psychologues, les kinésithérapeutes, les ergothérapeutes, les orthophonistes, etc.***

L'existence de ces différents professionnels de santé au sein d'un établissement varie d'un EHPAD à l'autre. Ils ont parfois plutôt un statut d'exercice libéral et exerce au sein de l'établissement en simple « visite ».

Les professionnels de santé extérieurs à l'EHPAD sont à mentionner également :

- Les médecins traitant de chaque résident ; n'oublions pas que chaque résident a le libre choix de son médecin traitant : article L1110-8 du CSP « Le droit du malade au libre choix de son praticien et de son établissement de santé est un principe fondamental de la législation sanitaire […] » (15).
- Le pharmacien référent : nous verrons plus tard quel est son rôle et comment il est désigné.
- Le pharmacien dispensateur : il peut être différent du pharmacien référent et être propre à chaque résident ; en effet, l'article L5126-6-

1 du CSP stipule : « Les personnes hébergées ou leurs représentants légaux conservent la faculté de demander que leur approvisionnement soit assuré par un pharmacien de leur choix. »

Si l'EHPAD dispose d'une PUI, le pharmacien référent et le pharmacien dispensateur sont une seule et même personne et ce pour l'ensemble des résidents. On peut considérer dans ce cas que le pharmacien fait partie intégrante des employés de la section soins de l'EHPAD.

### I.2) Les patients

Comme leur nom l'indique, les EHPAD accueillent des personnes âgées, donc ayant plus de 65 ans selon la définition administrative issue du rapport LAROQUE (4).

La dépendance quant à elle est définie comme le besoin d'aide des personnes de 60 ans ou plus pour accomplir certains actes essentiels de la vie quotidienne ; elle dépend de l'état de santé de la personne, mais également de l'environnement matériel dans lequel elle évolue : s'il n'est pas adapté à ses capacités physiques, il impose un certain niveau de dépendance et d'isolement à l'individu (marches d'escalier à descendre ou monter pour se déplacer par exemple), (11).

La décision de placement en hébergement médico-social n'est pas anodine et elle est souvent mal vécue par le patient qui regrette de devoir quitter son propre foyer. Dans la société actuelle, la famille et les proches, qui auparavant assuraient une solidarité à l'égard des ainés, n'ont plus l'état d'esprit et ne sont plus en mesure de remplir cette fonction extrêmement lourde, c'est aujourd'hui le cas de figure le plus fréquemment retrouvé dans les situations de dépendance. Quant à l'aide à domicile, elle présente elle aussi ses limites en cas de dépendance trop importante, mais apporte une solution pour le maintien à domicile dans la plupart des cas (16).

Parmi les personnes âgées dépendantes, 61 % vivent à domicile et 39 % en établissements (4). On estime le nombre de résidents en France à 700 000 pour 10 000 établissements (17).

### I.2.a) Démographie

L'âge moyen des résidents est de 86 ans et les femmes y sont bien plus représentées : en effet, près de 80 % sont des femmes. Près des trois-quarts des résidents appartiennent au « quatrième âge » soit 80 ans ou plus. Les résidents âgés de 95 ans ou plus représentent une part croissante de la population âgée en établissement : environ 10 %. Les résidents sont pour 90 % des personnes seules à leur arrivée (veuve, divorcée ou célibataire), (4,18).

### *I.2.b) Principales pathologies rencontrées*

Les résidents cumulent en moyenne entre 6 et 7 pathologies, essentiellement des pathologies chroniques stabilisées. Le nombre et la gravité de pathologie augmentent en général avec le niveau de dépendance (Tableau 1).

| GIR | 2 pathologies les plus retrouvées pour ce GIR | |
| --- | --- | --- |
| GIR 1 & 2 | Démence (56 %) | Incontinence urinaire (55 %) |
| GIR 3 & 4 | Hypertension artérielle (50 %) | Insuffisance cardiaque (31 %) |
| GIR 5 & 6 | Hypertension artérielle (55 %) | Troubles anxieux & dépressif (38 & 31 %) |

Tableau 1. Pathologies les plus fréquentes pour chacun des niveaux de dépendance ; source : enquête EHPA 2003 - volet pathologies et morbidité, DREES.

Les résidents atteints d'un syndrome démentiel sont plus sévèrement dépendants sur le plan des fonctions supérieures que sur le plan locomoteur.

Le nombre de médicaments prescrits semble quant à lui non lié au niveau de perte d'autonomie du patient (19).

En outre, s'il l'on regarde à un jour J donné, 14 % d'entre eux présentent une affection à caractère aigu et sur une durée d'un trimestre, 13,5 % des résidents sont hospitalisés (20).

### *I.2.c) Difficultés de déglutition*

Les troubles de la déglutition concernent environ 30 à 50 % des patients résidents en institutions (21, 22).

Le processus de déglutition est l'acte d'avaler et de faire passer le bol alimentaire de la bouche à l'estomac via le pharynx puis l'œsophage. C'est un mécanisme en plusieurs étapes qui fait intervenir de nombreux muscles et nerfs.

- *Phase initiale* : Introduction de l'aliment à la bouche et salivation. (prépare la déglutition)
- *Phase orale* : Elle correspond à la mastication, c'est donc un acte volontaire qui induit la formation du bol alimentaire. La durée de cette phase peut varier d'un individu à un autre, suivant l'état bucco-dentaire par exemple.
- *Phase de propulsion* : Le bol alimentaire est poussé en arrière par la langue. Le rhinopharynx est obturé pour éviter la remontée vers le nez.
- *Phase pharyngée* : Propulsion dans le pharynx du bol alimentaire avec fermeture du larynx pour éviter que le bol alimentaire aille dans les voies respiratoires, et ouverture simultanée du sphincter supérieur de l'œsophage. C'est à cette étape qu'il peut y avoir le plus de difficultés pour mener à bien la déglutition.

- *Phase œsophagienne* : Elle est réflexe et termine l'acte de déglutition. Le bol alimentaire arrive dans l'estomac

Littéralement, on entend par troubles de la déglutition, la difficulté de synchronisation entre la progression du bol alimentaire vers l'œsophage et la protection des voies aériennes.

Ces difficultés peuvent être à l'origine de fausses routes pouvant entrainer un décès par étouffement, et de pneumopathies d'inhalation (étiologie retrouvée parfois dans un contexte de fièvre inexpliquée).

Ces troubles ont également un retentissement psycho-social comme la perte du plaisir de passer à table, une peur des prises alimentaires, un isolement lors des repas (perte de convivialité et de liens sociaux) pouvant entrainer à terme un amaigrissement, une dénutrition et une déshydratation (21).

Plusieurs causes peuvent être à l'origine de ces difficultés de déglutition :

- **Neurologiques** : séquelles d'accident vasculaire cérébral (AVC), maladie dégénérative comme la maladie d'Alzheimer, maladie musculaire, maladie de Parkinson.
- **Structurelles** : tumeurs des voies aériennes digestives supérieures, édentassions, prothèse mal adaptée.
- **Infectieuses** : mycose oropharyngée rendant la déglutition douloureuse.

- **Presbyphagie** : les troubles sont liés naturellement au vieillissement ; avec l'âge, les fonctions deviennent moins efficientes, il y a une altération du goût, donc moins de salive, une augmentation du temps de déglutition, et également une toux qui devient moins efficace en cas de fausse route empruntée par le bol alimentaire.

- **Iatrogènes** : les médicaments peuvent avoir un impact sur la salivation et la déglutition par leurs effets sur le système nerveux périphérique et sur le système nerveux central. La prise de certains médicaments peut être la cause ou peut contribuer à aggraver un problème de dysphagie.

L'étiologie des dysphagies iatrogéniques est multifactorielle. Trois principaux mécanismes sont généralement impliqués ; en effet, la dysphagie peut être :

❖ *un effet indésirable du médicament*

De nombreux médicaments provoquent une diminution de la motilité œsophagienne, diminuent la pression du sphincter œsophagien inférieur et ralentissent la vidange gastrique. De tels mécanismes peuvent donc induire ou accroître un reflux gastro-œsophagien ce qui augmente le risque de dommages de la muqueuse par l'acidité gastrique. Parmi ces médicaments incriminés on comprend :

- Les anti-inflammatoires non stéroïdiens (A.I.N.S.)
- L'atropine et agents anticholinergiques
- Les agonistes β2-adrénergiques
- Les α- bloquants adrénergiques
- Les inhibiteurs calciques (nifédipine, verapamil, diltiazem, etc...)
- La dopamine (L-Dopa)
- Les narcotiques (morphine, etc...)

Ces derniers, agents narcotiques et sédatifs, peuvent également modifier la motilité œsophagienne de par leur action sur le système nerveux central qui conduit à une diminution de la force musculaire, à une diminution ou un retard du réflexe de déglutition, ou simplement à un problème de sédation.

De très nombreux cas de dysphagie sont liés à la classe des antipsychotiques. La dysphagie induite par les neuroleptiques peut être consécutive à différents effets indésirables. Il peut s'agir de xérostomie, de parkinsonisme, de dystonie ou de dyskinésie tardive.

La xérostomie est un état de sécheresse de la bouche, lié à un manque de salive. Elle est responsable d'un grand nombre de cas de dysphagie iatrogénique et est un effet indésirable de nombreux médicaments (Tableau 2).

Tableau II. Médicaments susceptibles de causer la xérostomie

| Classe | Agents |
|---|---|
| Analgésiques-narcotiques | Codéine, mépéridine, morphine, oxycodone, etc. |
| Antiarythmiques | Disopyramide... |
| Anticholinergiques | Benztropine, bipéridène, procyclidine, trihexyphénidyle, etc. |
| Anticonvulsivants | Carbamazépine, lamotrigine, gabapentine, phénobarbital, phénytoïne |
| Antidépresseurs | Amitryptiline, imipramine, désipramine, trazodone, phénelzine, fluvoxamine, paroxétine |
| Antidiarrhéiques | Diphénoxylate, lopéramide |
| Anti-inflammatoires non stéroïdiens | Diclofénac, étodolac, ibuprofène, kétoprofène, piroxicam |
| Antihistaminiques | Hydroxyzine, diphenhydramine, etc. |
| Antihypertenseurs | Captopril, clonidine, prazosine, térazosine, énalapril, etc. |
| Antispasmodiques | Dicyclomine, cyclobenzaprine, etc. |
| Antipsychotiques | Méthotriméprazine, thioridazine, péricyazine, loxapine, etc. |
| Benzodiazépines | Diazépam, lorazépam, etc. |
| Bloquants des canaux calciques | Nifédipine, diltiazem, verapamil |
| Bronchodilatateurs | Ipratropium, salbutamol |
| Décongestionnants | Pseudoéphédrine |
| Diurétiques | Acétazolamide, furosémide, hydrochlorothiazide |
| Relaxants musculaires | Cyclobenzaprine, baclofène, orphénadrine |
| Stabilisateurs de l'humeur | Lithium |

Tableau 2. Médicaments susceptibles de causer la xérostomie (23).

La sécheresse buccale engendre une difficulté pour avaler le bolus alimentaire ; elle contribue également à diminuer les perceptions gustatives et l'alimentation des patients peut parfois être difficile car moins attrayante. Par ailleurs, la salive n'est plus en quantité suffisante pour neutraliser adéquatement l'acide gastrique reflué vers l'œsophage, exposant ce dernier à un risque accru d'inflammation. Les comprimés sont alors plus difficiles à avaler et la dissolution des formes sublinguales et lyophilisat peut être retardée.

À l'inverse, il arrive parfois que la dysphagie soit provoquée par l'apparition d'une hypersalivation que l'on retrouve lors de l'utilisation de la clozapine ou du clonazépam. Les patients auront la sensation de s'étouffer avec leur salive. Plus rarement, on pourra observer ce phénomène avec la prise d'olanzapine, d'halopéridol, de lithium, ou de donépézil.

❖ *une complication de l'emploi de certains médicaments*

Les agents antinéoplasiques cytotoxiques peuvent induire un problème de dysphagie soit en exposant le patient aux infections virales et fongiques (exemple : candidoses orale ou œsophagienne, herpès oral, etc.) à la suite de l'aplasie médullaire qu'ils provoquent, soit en affectant directement l'intégrité de la muqueuse œsophagienne.

❖ *causée par une œsophagite induite par la prise de médicaments*

Certains médicaments pris par voie orale peuvent, en raison de leurs propriétés chimiques, physiques ou pharmacologiques, provoquer une irritation locale de la muqueuse de l'œsophage. C'est le cas des biphosphonates et des AINS par exemple. Le risque d'œsophagite causée par un médicament à potentiel érosif est accru s'il y a présence d'un ralentissement du transit gastro-œsophagien, bien qu'il ne soit pas à lui seul suffisant pour provoquer une œsophagite (23).

Pour faire face à ces troubles de la déglutition plus que fréquemment retrouvés dans les EHPAD, une certaine adaptation est nécessaire. La consistance ainsi que le volume du bol alimentaire doit être modifié, la posture lors des repas doit être spécifique (maintien de la tête en légère flexion par rapport au tronc, l'aidant ne doit jamais être au-dessus du résident, etc.), l'aidant doit parfois bien stimuler et expliquer au résident chaque étape : « mâcher », « avaler » ...

On comprend bien alors la problématique de l'administration des médicaments chez ce type de patient. De plus, la taille trop importante de certains comprimés, une absence d'enrobage ou la gélatine de l'enveloppe des gélules font que le médicament adhère aux parois de la muqueuse et que les phases de propulsion et pharyngée peuvent s'avérer impossible à réaliser. Aux yeux du personnel soignant, l'écrasement des comprimés ou l'ouverture des gélules s'avère alors la seule solution possible pour administrer les traitements médicamenteux aux patients.

### I.3) Le pharmacien référent

La notion de pharmacien référent a été introduite par la loi Hopital, Patient, Santé & Territoire (HPST) de 2009 et l'article 64 de la loi de financement de la Sécurité Sociale pour 2009 (Loi n°2008-1330 du 17 décembre 2008, complétant l'article L.5126-6-1 du CSP) :

« La ou les conventions désignent un pharmacien d'officine référent pour l'établissement. Ce pharmacien concourt à la bonne gestion et au bon usage des médicaments destinés aux résidents. Il collabore également, avec les médecins traitants, à l'élaboration, par le médecin coordonnateur mentionné au V de l'article L. 313-12 du même code, de la liste des médicaments à utiliser préférentiellement dans chaque classe pharmaco-thérapeutique. » (24).

Par conséquent, il n'y a qu'un seul pharmacien référent pour un EHPAD donné, désigné par une convention pharmacien référent. C'est une fonction différente et donc cumulable à la fourniture des traitements aux patient de l'EHPAD qui nécessite également l'établissement d'une convention pharmacien fournisseur (il y a donc bien 2 types de convention EHPAD-Officine). C'est une mission pour laquelle il est rémunéré 35 centimes d'Euros par patient et par jour (4).

### *I.3.a) Loi HPST*

La loi HPST est un projet d'organisation sanitaire ayant pour objectif de mettre en place une offre de soins gradués de qualité, accessibles à tous, et satisfaisant l'ensemble des besoins de santé. Elle a été votée le 23 juin 2009 à l'Assemblée Nationale et est parue le 22 juillet 2009 au Journal Officiel (25).

L'élaboration de cette loi a constitué un véritable avantage pour les établissements médico-sociaux comme les EHPAD, notamment via la création des ARS et l'introduction de la notion de pharmacien référent.

### *I.3.b) Missions et rôle au sein de l'EHPAD*

La loi HPST ainsi que l'article L5126-1 du CSP définissent les missions du pharmacien référent qui s'avère avoir un rôle crucial à jouer dans l'organisation et la sécurisation du circuit du médicament, et non pas seulement un simple rôle de dispensateur de médicaments.

La possibilité d'être pharmacien référent en EHPAD pour un pharmacien d'officine est défini à l'article 38-1 de la loi HPST: « […] les pharmaciens d'officine : […] peuvent assurer la fonction de pharmacien référent pour un établissement mentionné au 6° du I de l'article L. 312-1 du code de l'action sociale et des familles ayant souscrit la convention pluriannuelle visée au I de l'article L. 313-12 du même code qui ne dispose pas de PUI ou qui n'est pas membre d'un groupement de coopération sanitaire gérant une pharmacie à usage intérieur. » (26).

En plus de la bonne gestion et bon usage du médicament ainsi que de l'élaboration du livret thérapeutique, le rapport Lancry décrit notamment comme missions du pharmacien référent :

- la transmission des prescriptions des patients vers l'officine,
- la vérification de la bonne prescription (posologie, contre-indication, interactions,..),
- le travail en coordination avec les autres professionnels de santé autour du patient,
- la formation et l'information des professionnels de santé travaillant au sein de l'EHPAD sur les nouveaux traitements : ce point est important car il fait partie du cœur de cette thèse. Le pharmacien référent a effectivement un rôle de formation pour le personnel soignant pour assurer le bon usage du

médicament, notamment sa prescription mais aussi son administration.
- la gestion des médicaments non utilisés et la vérification des lots périmés (24).

L'article L5125-1 de la loi HPST précise que les pharmaciens référents « […] peuvent, à la demande du médecin ou avec son accord, renouveler périodiquement des traitements chroniques, ajuster, au besoin, leur posologie et effectuer des bilans de médications destinés à en optimiser les effets ; peuvent proposer des conseils et prestations destinés à favoriser l'amélioration ou le maintien de l'état de santé des personnes. »

Le pharmacien référent doit être qualifié pour la gériatrie et suivre donc une formation continue et adaptée.

Il doit également garantir une maitrise des dépenses pharmaceutiques.

Il participe à toute action pour lutter contre l'iatrogénie médicamenteuse, pour l'amélioration de la qualité et de la sécurité du traitement et le bon usage du médicament (27).

## **II/ Le circuit du médicament au sein de l'EHPAD**

En EHPAD, le circuit du médicament est un système complexe car il fait intervenir un nombre important de professionnels de santé, externes et internes à l'établissement : les médecins (généralistes et spécialistes), les pharmaciens, les IDE, les AS, voire même le personnel chargé de l'aide aux actes de la vie courante pour ce qui est de l'aide à la prise des médicaments.

C'est donc dans une démarche pluridisciplinaire englobant l'ensemble de ces professionnels de santé que la sécurisation du circuit du médicament doit s'opérer.

Le pharmacien est un acteur incontournable de ce circuit. Il y intervient en tant que dispensateur de médicaments et/ou en tant que pharmacien référent.

Le circuit du médicament s'articule en 6 étapes dont certaines peuvent différer d'une EHPAD à l'autre selon l'organisation de l'établissement.

### II.1) La prescription

Elle est la première étape du circuit : elle est en effet essentielle pour démarrer une démarche thérapeutique ; elle autorise et dicte le traitement comme il est stipulé à l'arrêté du 31 mars 1999 : « une substance vénéneuse ne peut être délivrée et administrée sans prescription » (28).

Elle est réalisée par le médecin traitant du résident puisqu'il en garde le libre choix (15), mais peut aussi être érigée par des médecins spécialistes comme un cardiologue, un dermatologue, etc. Le médecin prescripteur doit en informer et travailler en collaboration avec le médecin coordonnateur ; ce dernier n'a pas de rôle de prescripteur défini mais il peut parfois être amené à le faire dans les cas de situations d'urgences par exemple (4).

Quel que soit le prescripteur, celui-ci s'engage à s'appuyer préférentiellement sur le livret thérapeutique : c'est un document élaboré par le médecin coordonnateur et le pharmacien référent, où figure la liste des médicaments, par classe médicamenteuse, à utiliser préférentiellement. Il tient compte des recommandations gériatriques actuelles en termes de prise en charge médicamenteuse ainsi que d'autres points comme la galénique (écrasement des comprimés ou ouverture des gélules possibles, ...) et les habitudes de prescriptions des médecins intervenant dans l'EHPAD. L'élaboration de cette liste se fait après consultation également de la commission de coordination gériatrique (29).

La prescription est rédigée sur une ordonnance qui peut être manuscrite ou informatisée. Elle doit être lisible afin de ne pas engendrer d'erreur d'interprétation de la part du pharmacien ou de l'IDE. L'ordonnance est individuelle et nominative. Selon l'article R 5132-3 du CSP, elle doit notamment comporter :

- Nom, qualité, qualification, identifiant, adresse et signature du prescripteur

- Date à laquelle l'ordonnance a été rédigée
- Nom, prénom, sexe, âge, du malade, le poids et la taille si nécessaire
- La dénomination du médicament ou du produit prescrit ou le principe actif (PA) du médicament désigné par sa dénomination commune internationale (DCI), sa posologie et son mode d'emploi, la formule détaillée s'il s'agit d'une préparation
- La durée de traitement ou le nombre d'unités de conditionnement et le cas échéant, le nombre de renouvellement de la prescription (30).

Si l'ordonnance est informatisée, cela se fait via un logiciel de prescription qui est couplé à une base de données du médicament, ce qui permet une prescription facilitée et plus sécurisée de par l'information médicale fournie par ce référentiel.

Le prescripteur doit également mentionner si l'administration du médicament nécessite des dispositions particulières : par exemple la mention « à écraser », « ouvrir la gélule sans écraser son contenu » ou bien justifiant l'intervention d'auxiliaires médicaux en distinguant s'il s'agit ou non d'un acte de la vie courante (31).

Elle doit être conservée dans le dossier médical du patient, au sein de la structure.

Les prescriptions doivent respecter les recommandations de l'Haute Autorité de Santé (HAS) et de l'Agence Nationale de Sécurité du Médicament et des produits de santé (ANSM) concernant la lutte contre la iatrogénie médicamenteuse ; la prise en charge thérapeutique doit être régulièrement réévaluée afin d'éliminer toute prise médicamenteuse qui n'a pas ou plus d'indications. Il faut « mieux » prescrire en choisissant plus de médicaments dont l'efficacité est démontrée et laisser de côté ceux ayant un service médical rendu (SMR) insuffisant, et aussi mieux tenir compte du rapport bénéfice / risque afin d'éviter certains médicaments inappropriés chez le sujet âgé.

**II.2) La dispensation**

La dispensation est un acte pharmaceutique associé à la délivrance d'un médicament. Cet acte comprend :

- L'analyse pharmaceutique de l'ordonnance médicale
- La préparation éventuelle des doses à administrer
- La mise à disposition des informations et des conseils nécessaires au bon usage du médicament. Dans le cadre des EHPAD, cela passe par la transmission aux IDE et AS des informations nécessaires à la bonne conservation et administration du médicament (32).

L'analyse pharmaceutique comprend :

- l'analyse réglementaire de la conformité de l'ordonnance : mentions obligatoires citée à l'article R 5132-3 du CSP.
- L'analyse pharmaco-thérapeutique : vérifie la conformité de la prescription d'un point de vue médical :
    - La bonne posologie, la bonne voie d'administration, les éventuelles contre-indications en fonction de l'état physiopathologique du patient
    - Détecter, analyser et gérer les interactions médicamenteuses, porter une attention particulière s'il y a présence de médicaments à marge thérapeutique étroite (MTE) et déceler les éventuelles redondances de prescriptions.

Pour effectuer cette analyse, il est nécessaire d'avoir accès au dossier médical du résident et à son historique médicamenteux (1).

Cette étape peut donner lieu à une prise de contact avec le prescripteur si nécessaire afin d'améliorer la prise en charge du patient grâce à une intervention pharmaceutique.

L'acte de dispensation ne peut être effectué que par un pharmacien, ou, sous sa responsabilité et son contrôle effectif, par un préparateur en pharmacie ou un étudiant en pharmacie régulièrement inscrit en 3$^e$ année d'étude ou plus (33).

Il existe 2 cas de figure quant à la fourniture et la dispensation des médicaments en EHPAD :

- ***Par une pharmacie à usage intérieur (PUI)***

L'EHPAD peut être approvisionnée :

- Par sa propre PUI (autorisée par l'article L 5126-1 du CSP)
- Par la PUI d'un établissement de santé pour les EHPAD qui sont rattachés à cet établissement de santé
- Par la PUI gérée par un groupement de coopération sanitaire (GCS) (autorisée par l'article L 6133-1 du CSP)

Les PUI répondent à la législation dictée par le décret du 26 décembre 2000 (34). Leur création au sein d'un établissement médico-social relève d'une décision préfectorale (4).

Ce mode de fonctionnement concernerait un EHPAD sur quatre selon le rapport LANCRY (24). Ce sont principalement des EHPAD de statut publique et de grande taille.

- ***Par une pharmacie d'officine***

C'est le cas de figure le plus fréquemment rencontré. Les EHPAD concluent avec un ou plusieurs pharmaciens titulaires d'officine, une convention pharmacien dispensateur relative à la fourniture en médicaments des résidents hébergés en leur sein.

La convention EHPAD-Officine a été initiée par l'article 88 de la loi de financement pour la sécurité sociale (LFSS) pour 2007 (35).

L'ARS, la Caisse Primaire d'Assurance Maladie (CPAM) dont la structure relève et l'Ordre National des Pharmaciens doivent avoir connaissance de l'établissement d'une convention entre un EHPAD et une officine.

Cette convention a pour but de préciser les conditions et l'organisation nécessaires pour garantir la qualité et la sécurité de la dispensation pharmaceutique, ainsi que le bon usage des médicaments, en lien avec le médecin coordonnateur. Elle assure une meilleure collaboration entre la pharmacie et l'établissement médico-social.

Un modèle type de convention est en préparation, il devrait paraître sous forme d'arrêté ministériel.

Rappelons que les résidents conservent le droit de demander que leur approvisionnement en médicament soit assuré par le pharmacien, et donc l'officine, de leur choix (36). Ainsi donc, théoriquement, l'EHPAD peut conclure autant de convention EHPAD-Officine pour pharmacien dispensateur qu'il y a de résidents, si chacun d'eux choisissait un pharmacien différent. Ce n'est bien évidemment pas un cas de figure rencontré : selon une enquête menée par Celtipharm pour le compte de l'Association de Pharmacie Rurale en avril 2009, dans 40 % des cas une seule pharmacie assure la fourniture et la dispensation des médicaments aux résidents de l'EHPAD. Dans les autres cas, des accords sont passés avec 2 ou 3 pharmacies, parfois plus. La situation en milieu rural montre que plus de 80 % des EHPAD sont servis par une seule pharmacie (24).

Les engagements que prend un pharmacien d'officine en signant une convention avec un EHPAD sont (1) :

- Elaborer les consignes sur le circuit du médicament au sein de l'EHPAD
- Signaler au prescripteur les effets indésirables potentiels, les contre-indications, les interactions médicamenteuses
- Transmettre les informations nécessaires au bon usage du médicament : les conditions de préparation, de stockage, de conservation et d'administration comme par exemple la possibilité ou non d'écraser le traitement
- Livrer les médicaments dans les meilleurs délais afin d'assurer une bonne continuité des soins et de pouvoir répondre à une situation d'urgence ; la situation géographique de l'officine par rapport à l'EHPAD est donc un facteur non négligeable à prendre en compte

- Avoir des contacts réguliers avec le médecin coordonnateur et le reste de l'équipe soignante de l'EHPAD
- Tenir à jour le dossier pharmaceutique du patient, avec son accord ce qui permet ainsi de connaitre son historique médicamenteux afin d'éviter tout accident iatrogénique médicamenteux (37).
- Assurer le suivi des alertes sanitaires et l'organisation des retraits de lots des médicaments présents au sein de l'EHPAD.
- Assurer une continuité de l'approvisionnement en cas de fermeture de son officine en communiquant à l'EHPAD les coordonnés de la pharmacie de garde pour cette période (dimanche, jours fériés, congés, fermeture exceptionnelle…)

La livraison des médicaments est tout à fait légale puisque l'EHPAD est considéré comme le lieu de résidence du patient, nous nous trouvons dans le cadre du portage à domicile qui peut être assuré par le pharmacien lui-même ou par un préparateur en pharmacie ou un étudiant en pharmacie régulièrement inscrit en $3^e$ année d'étude ou plus (38).

Les conditions de transport doivent être adéquates aux conditions de conservation des produits (respect de la chaine du froid notamment) et respecter l'anonymat : à cet effet le paquet doit être opaque, scellé et au nom du patient (39).

Dès réception, les produits doivent être pris en charge de façon satisfaisante : mise au réfrigérateur immédiate pour les produits de la chaine du froid, remise en main propre à l'IDE pour les médicaments inscrits sur la liste des stupéfiants... Quoiqu'il en soit, les modalités de remise des médicaments au sein de l'EHPAD doivent être précisément définies dans la convention.

**II.3) Le stockage**

Les médicaments sont stockés dans l'EHPAD dans des dispositifs (pièces ou armoires) fermés à clef dont les modalités d'accès sont maitrisées et contrôlées. Ils sont en général dans un local appelé « infirmerie » ou « pharmacie ».

Le stockage des médicaments doit garantir le maintien des informations indispensables à la traçabilité du médicament assurée en général par son conditionnement secondaire : dénomination, dosage, numéro de lot, date de péremption. Il est préférable de ne pas mélanger des comprimés issus de différents conditionnements secondaires au sein d'un seul et de ne pas entamer plusieurs boites d'une même spécialité simultanément.

Les traitements de chaque résident sont placés dans des casiers individuels nominatifs indiquant au minimum le nom et prénom du résident, son numéro de chambre et éventuellement sa photographie. En cas de modification d'un traitement, qu'il s'agisse d'un remplacement ou de la suppression d'un médicament, il est absolument nécessaire de retirer du casier le médicament en question afin d'éviter toute erreur lors de la préparation des traitements.

Les médicaments soumis à la chaine du froid doivent être stockés dans une enceinte réfrigérée, convenablement entretenue (nettoyage, dégivrage), dont la température comprise entre 2°C et 8 °C doit être régulièrement contrôlée et enregistrée.

Les médicaments stupéfiants sont détenus dans un dispositif de rangement séparé, fermé à clef ou grâce à un code, rendant son ouverture possible uniquement par les IDE.

Hormis les traitements individuels des patients, l'EHPAD peut disposer d'une dotation de médicaments afin de pouvoir répondre à des situations d'urgence ; cette pratique est limitée par les articles L 5126-6, R 5126-112 et R 5126-113 du CSP qui précisent que la détention de ce stock est contrôlée et décidée par le médecin coordonnateur et qu'il doit être rangé dans une armoire fermée à clef.

Enfin, il est nécessaire de vérifier périodiquement les dates de péremption des médicaments. En cas de médicaments périmés trouvés, ils doivent être retournés à la pharmacie afin d'être éliminés dans les conditions adéquates (1).

**II.4) La préparation des traitements**

Il existe deux solutions potentielles possibles pour la préparation des traitements :

### *II.4.a) La préparation des doses à administrer (PDA) par le pharmacien*

C'est un sujet soumis à controverses depuis plusieurs années déjà. La parution des textes officiels cadrant cet acte étant sans cesse repoussée, cette pratique pourtant adoptée par de nombreuses officines et EHPAD reste dans un flou juridique.

La réglementation actuelle en vigueur veut que la pharmacie dispensatrice délivre les médicaments tels quels, dans leur conditionnement d'origine. Or, il est cité dans l'article qui définit l'acte de dispensation, que la préparation éventuelle des doses à administrer fait partie intégrante de cet acte (32).

La PDA consisterait donc à modifier le conditionnement des médicaments (surconditionnement, déconditionnement puis reconditionnement…suivant les différentes méthodes utilisées) en vue de leur répartition en moment de prise pour une aide à l'administration du médicament. Il existe différents dispositifs et techniques pour arriver à ces fins : manuelles ou automatisées, comme par exemple des piluliers, des sachets plastifiés, des blisters thermosoudés ou collés, pour des durées variant de 1 à 28 jours. Elle concerne surtout la préparation des formes galéniques sèches (comprimés, gélules).

Elle pourrait être réalisée par le pharmacien, titulaire ou adjoint, ou par le préparateur en pharmacie sous le contrôle effectif du pharmacien, au sein de l'officine ou dans l'EHPAD. Ses modalités doivent quoiqu'il en soit être définies dans la convention établie entre l'EHPAD et l'officine (4).

Quand la PDA est réalisée par l'officinal, cela représente un service rendu à l'EHPAD assez conséquent puisque la préparation des piluliers en EHPAD par les IDE est une opération très chronophage, situation problématique avec la restriction de personnel infirmier dans certains établissements médico-sociaux.

Il faut donc bien différencier la PDA réalisée par un pharmacien, qui relève de la dispensation pharmaceutique, de la préparation des traitements par un IDE au sein de l'EHPAD, acte relevant exclusivement de l'IDE (40).

### *II.4.b) La préparation des traitements par un IDE*

D'après le rapport LANCRY, c'est la situation retrouvée dans 60 à 70 % des cas, tandis que la PDA est préparée à l'officine dans 20 à 25 % des cas et dans 10 à 15 % au sein de l'EHPAD par un officinal (24).

Elle s'effectue à partir de la ou des prescriptions médicales nominatives du résident, ou plus simplement de la fiche de traitement qui en découle, et des traitements individuels du résident livrés par la pharmacie et stockés dans un casier personnel au nom du patient. La fiche de traitement est un support qui résume tous les médicaments du patient par moment de prise et par forme galénique, et qui est très utilisée par les IDE et AS pour la préparation des traitements, mais aussi pour l'administration. Cette fiche de traitement doit être rigoureusement tenue à jour afin de prendre en compte toutes modifications de traitement ou tout traitement événementiel supplémentaire (antibiothérapie par exemple).

Les traitements sont en général préparés dans des piluliers composés de plusieurs compartiments pour les différents moments de prise de la journée, pour une durée d'une semaine le plus souvent. Si la taille du pilulier le permet, il est préférable d'y inclure également les formes sachets ; cela contribue à une meilleure organisation pour la distribution des médicaments, un gain de temps et une sécurité supplémentaire pour éviter un oubli de distribution de cette forme de médicament. Les piluliers ainsi que tous les autres contenants utilisés doivent comporter toutes les mentions nécessaires à l'identification du résident (nom, prénom, numéro de chambre, voire même sa photographie pour plus de sécurité).

Pour les problèmes de conservation que posent le déconditionnement, mais également d'hygiène et de traçabilité, le médicament est laissé dans son conditionnement primaire ; les blisters sont donc découpés. Pour les moitiés et les quarts de comprimé, il est conseillé de ne pas laisser cette petite quantité de médicament se « balader » à même le pilulier, pour des raisons d'hygiène mais aussi de perte de matière (le comprimé peut avoir tendance à s'effriter) ; on peut par exemple le placer dans une grosse gélule vide de taille 00 ou 000, servant uniquement de contenant, le médicament est ensuite retiré de la gélule pour son administration, sans perte de matière.

Il est à noter que pour les comprimés qui ne possèdent pas de barre de sécabilité, leur division reste aléatoire et doit donc être évitée. Le prescripteur doit alors être prévenu afin de prescrire un autre dosage, une autre forme pharmaceutique mieux adaptée, ou voire même changer de spécialité.

L'opération de préparation des traitements est une étape longue, fastidieuse et nécessitant beaucoup de concentration afin de ne pas commettre d'erreur. La personne en charge de cette activité ne doit donc pas être dérangée pendant la réalisation de cet acte. Elle doit pouvoir disposer d'un plan de travail dédié à cette préparation, propre, net lumineux et assez grand pour pouvoir y placer l'ordonnance ou la fiche de traitement, casier individuel, pilulier et autres matériels nécessaires (ciseaux, gélules vides, coupe comprimés, etc.). Idéalement, il est préférable de mettre en place un double contrôle du pilulier par une seconde personne afin d'éviter au maximum les erreurs, qui restent humaines face au grand nombre de piluliers à préparer et l'opération lassante que cela représente.

Concernant les solutions buvables et gouttes : pour des raisons de stabilité, il est souhaitable que les doses à administrer des formes buvables ne soient pas préparées à l'avance ni mélangées entre elles. Or, pour des raisons de temps, l'administration de gouttes ou de solution buvable étant assez chronophage, il est fréquent d'observer une préparation à l'avance des formes liquides pour les patients. Cette étape est réalisée par une IDE et au maximum 24 heures à l'avance en général. Dans ce cas, il est conseillé d'utiliser un flacon (teinté de préférence pour des questions de stabilité) par patient, par spécialité et par moment de prise, convenablement étiqueté (écriture informatique préférable) au nom, prénom, numéro de chambre, nom de spécialité, quantité et moment de prise. Il est très important de noter sur le flacon entamé sa date d'ouverture et de bien veiller à respecter sa durée de conservation, renseignée par le laboratoire commercialisant le médicament ou bien alors en se référant à une liste élaborée par l'Hôpital Universitaire de Genève (Annexe 1).

Durant cette opération, l'hygiène est de rigueur, que ce soit pour le manipulateur (hygiène des mains, propreté de la tenue vestimentaire), la surface de travail ou le matériel utilisé. En effet, l'ensemble du petit matériel ainsi que les piluliers doivent être régulièrement nettoyés, afin de diminuer le risque de contaminations croisées notamment.

Une fois terminés, les piluliers doivent être détenus dans un local fermé à clef lors de l'intervalle de temps se situant hors phases de distribution (1).

### II.5) L'administration des traitements aux résidents

C'est la dernière étape « physique » du circuit du médicament, qui aboutit pour le résident à la prise de son traitement. Bien qu'elle puisse elle-même être pourvoyeuse de nombreuses fautes (erreur de patient, de voie d'administration, de moment de prise…), elle constitue tout de même le dernier verrou de sécurité où il est encore possible de détecter et corriger les erreurs médicamenteuses générées par mégarde lors des étapes précédentes. Cette étape requiert donc une vigilance et un professionnalisme irréprochable de la part du personnel soignant chargé de cette mission.

L'acte d'administration consiste à faire prendre le bon médicament au bon patient, à la bonne dose, au bon moment, par la bonne voie. Cet acte inclut le contrôle de la prise effective du traitement (41).

Il faut bien différencier :

- L'administration des médicaments impliquant un acte technique (injections, aérosols, administration par sonde entérale...) qui relève de la compétence exclusive de l'IDE (42),
- L'aide à la prise qui fait elle aussi partie des compétences de l'IDE, mais qui au sein d'un établissement médico-sociale peut être assuré en collaboration avec une AS ou une aide médico-psychologique (AMP)

En effet, l'article R 4311-4 du CSP précise qu'en établissement médico-social, l' IDE peut sous sa responsabilité assurer l'aide à la prise avec la collaboration d'AS, d'auxiliaires de puéricultrice ou d'aide médico-psychologique qu'il encadre et dans les limites de la qualification reconnue à ces derniers du fait de leur formation.

Lorsque le traitement n'est pas administré par l'IDE, il lui incombe :

- D'organiser la collaboration avec les AS en contrôlant leurs connaissances, leurs compétences et leur pratique.
- De transmettre les instructions nécessaires à la bonne administration
- De coordonner les informations relatives aux soins, notamment dans le dossier du résident.

L'AS devra quant à elle :

- Respecter les consignes écrites de l'IDE
- Transmettre précisément à l'IDE les informations importantes (non prises d'un médicament par exemple)
- Signaler tout événement anormal concernant un résident ou toutes difficultés rencontrées (comme une difficulté de déglutition par exemple) (1).

Avant tout acte d'administration, l'IDE doit vérifier l'identité du malade et la conformité des médicaments préparés au regard de la prescription médicale comme il est précisé à l'article 8 de l'arrêté 31 mars 1999 (28).

Il doit vérifier également à ce que chaque médicament soit administré selon les modalités prévues par le prescripteur et le pharmacien.

Lors de cette étape, le personnel soignant réalisant l'administration du médicament est donc équipé d'un chariot de distribution qui comporte les piluliers préparés au préalable par les IDE, mais également toutes les formes autres que les formes solides orales ou pour la cavité buccale:

- Les préparations ophtalmiques : collyres, pommades ophtalmiques.
- Les préparations pour inhalation : aérosols, poudre pour inhalation, suspension pour inhalation.

- Les préparations pour voie rectale : suppositoires, lavements.
- Les préparations pour voie nasale : sprays nasaux.
- Les formes semi-solides et liquide pour usage externe (crèmes, pommades, gels, lotion, solution pour application cutanée).
- Les dispositifs transdermiques.
- Les solutions buvables et leur propre dispositif doseur nettoyé entre chaque prise (ou leurs doses préparées).

Pour ces formes-ci, le contenant est renseigné du nom du patient auquel appartient ce médicament ainsi que sa date d'ouverture (afin de respecter sa durée d'utilisation après ouverture).

Cet acte d'administration est ensuite suivi de son enregistrement comme il est précisé dans l'article 8 de l'arrêté du 31 mars 1999: « Pour chaque médicament, la dose administrée et l'heure d'administration sont enregistrées sur un document (une fiche d'administration ou informatiquement) conservé dans le dossier médical. Ce document peut être communiqué à tout moment au pharmacien sur sa demande. Lorsque le médicament n'a pas été administré, le prescripteur et le pharmacien en sont informés ». Cet enregistrement permet d'attester que le traitement a bien été administré ou non (28).

### II.6) La surveillance thérapeutique

C'est le dernier maillon du circuit du médicament qui conclut les effets observés par l'administration de ce dernier. Cette surveillance a pour objectif d'analyser les effets du traitement sur les symptômes de la maladie et surtout de déceler les éventuels effets indésirables ou secondaires ; elle est opérée par le médecin et l'IDE. Cette étape peut conduire à la réévaluation d'un traitement.

## III/ Les formes orales solides et leur manipulation

Pour le choix d'un traitement médicamenteux, la voie orale représente l'administration la plus facilitée ; elle est non invasive ce qui permet d'éviter un risque infectieux et représente un faible coût de traitement.

La voie orale regroupe les formes liquides comprenant les sirops, les suspensions buvables et les solutions buvables sous forme de gouttes et d'ampoules, mais aussi et surtout les formes solides pour lesquelles il est porté un intérêt particulier dans le cadre de notre étude (43).

Ces dernières présentent certains avantages par rapport aux formes liquides, comme par exemple une meilleure conservation du fait de l'absence d'eau, une utilisation facilitée et une bien meilleure précision du dosage (forme unitaire) lorsqu'elles sont utilisées convenablement. Ces formes solides dominent le marché du médicament car elles constituent une grande majorité des formes pharmaceutiques commercialisées (44).

### III.1) Devenir in vivo des formes orales solides

Une fois administrées, les formes orales solides subissent plusieurs étapes avant d'exercer l'effet thérapeutique voulu.

#### *III.1.a) Les différentes étapes*

- *Phase biopharmaceutique*

La première étape de transformation d'un médicament administré par voie orale est appelée phase biopharmaceutique ; elle constitue la mise à disposition du PA dans l'organisme. Pour les formes solides conventionnelles, les étapes de mise à disposition du principe actif sont une désagrégation du solide pharmaceutique sous forme de particules solides élémentaires, suivie de la dissolution du principe actif à partir des particules. Le principe actif dissous et donc sous forme moléculaire est ensuite absorbé. (45).

- *Phase pharmacocinétique*

La pharmacocinétique a pour but d'étudier le devenir du PA dans l'organisme. Elle se divise en 4 étapes.

La première étape pharmacocinétique est l'**absorption** : elle correspond au transfert du PA à travers la muqueuse gastro-intestinale, qui permet à celui-ci de pénétrer dans la circulation générale, après premier passage hépatique. L'absorption peut se produire à deux endroits du tube digestif :

- L'estomac : c'est une poche musculaire avec une épaisse muqueuse glandulaire produisant des sécrétions acides contenant de l'acide chlorhydrique et une enzyme protéolytique : la pepsine. Le pH y est donc très acide : entre 1,5 et 2,5 environ. La surface d'absorption est de 0,15 $m^2$ et le débit sanguin est de 1 litre par minute. Ces valeurs sont assez faibles, donc limitent partiellement l'absorption du PA à ce niveau du tube digestif.
- L'intestin grêle : cette partie du tube digestif divisée en trois segments (duodénum, jéjunum et iléon) est composé de deux types de cellules :
    - Les cellules entérocytes qui possèdent des fonctions d'absorption
    - Les cellules calciformes qui ont un rôle de sécrétions de mucus

Le pH intestinal alcalin dû aux différentes sécrétions basiques provoquées par la digestion est partiellement neutralisé par l'acidité du contenu de l'estomac : on observe ainsi un gradient de pH suivant les différents segments de l'intestin :

- Duodénum : pH 5-6
- Jéjunum : pH 6-7
- Iléon : pH 7-7,5
- Côlon : pH 7-8 (organe de déshydratation, intervient peu dans l'absorption).

La surface de l'intestin grêle est très importante grâce aux nombreuses microvillosités qui la composent. Elle peut atteindre une surface d'absorption de 200 à 400m$^2$. De plus, le débit sanguin très élevé, supérieur à 1 litre par minute, et la présence de cellules spécifiques au phénomène d'absorption (entérocytes) font de l'intestin grêle la zone d'absorption privilégiée des PA (46).

L'absorption à travers la muqueuse digestive implique un passage dans les veines mésentériques, puis dans la veine porte. C'est à cause de ce passage par la veine porte que l'on parle de premier passage hépatique : il peut être à l'origine d'une dégradation du PA très importante en subissant une métabolisation hépatique pré-systémique avant sa diffusion dans l'organisme via la veine cave puis le cœur droit (47).

Dans le cas particulier des comprimés sublinguaux, cette étape d'absorption se produit dans la cavité buccale, via la veine sublinguale. La substance active est déversée dans les veines jugulaires, puis rejoint le cœur droit par la veine cave supérieure aboutissant au final dans la circulation générale sans être passée par le système porte : on évite donc totalement l'effet de premier passage hépatique. Cette caractéristique constitue une grande partie de l'intérêt de ces modes d'administration en cas de délai d'action rapide souhaité et de PA fortement dégradé par premier passage hépatique.

La quantité de PA qui arrive dans la circulation systémique est la quantité bio disponible et c'est cette fraction qui sera responsable de l'activité pharmacologique.

La **distribution** est la deuxième étape pharmacocinétique : une fois la circulation sanguine atteinte, le médicament va se distribuer dans l'organisme. Les caractéristiques physico-chimiques du médicament conditionnent son affinité pour les différents tissus mais d'autres facteurs peuvent aussi influencer la distribution comme la capacité du médicament à franchir les parois vasculaires et cellulaires, le débit sanguin tissulaire et la fixation protéique. En effet, durant cette phase de distribution, le PA se lie aux protéines plasmatiques formant ainsi des complexes. Les protéines en questions sont principalement l'albumine, l'alpha 1 glycoprotéine acide mais aussi et de façon moindre les lipoprotéines et les gammaglobulines. Seul le PA sous forme libre (non complexé) est actif (48).

Vient ensuite l'étape de **métabolisation** : cette étape fait référence à la transformation, par une réaction enzymatique d'un médicament en un ou plusieurs autres composés actifs ou inactifs sur le plan pharmacologique. De nombreux tissus sont le siège de cette transformation (peau, poumon, rein, intestin...), mais néanmoins le principal site de biotransformation est situé au niveau hépatique, dans les enzymes des microsomes. Ceci est expliqué par le flux sanguin très important du foie, organe épurateur, par rapport aux autres organes. Les hépatocytes contiennent un grand nombre d'enzymes impliquées dans la transformation des médicaments, catalysant notamment des réactions d'oxydoréduction, d'hydroxylation ou de rupture oxydative des liaisons N-C et O-C. L'élément fondamental de ce système enzymatique est le cytochrome P450 comprenant de nombreuses isoenzymes qui auront une affinité différente pour les divers substrats en fonction de leur structure protéique.

Lorsqu'un médicament est métabolisé, il l'est rarement de façon unique et plusieurs voies métaboliques sont possibles.

Certaines molécules peuvent modifier l'activité des enzymes responsables des biotransformations (augmentation = inducteur ; diminution = inhibiteur), potentiellement responsables d'interactions médicamenteuses (48).

La dernière étape est la phase d'**élimination**. Les deux principaux organes responsables de cette ultime étape sont le foie et le rein.

Outre ses capacités métaboliques, le foie participe à l'excrétion des médicaments hors de l'organisme par le biais du système biliaire. Après excrétion dans la bile, le médicament se retrouve dans la lumière intestinale où il peut être réabsorbé: c'est le cycle entéro-hépatique. Mais c'est le rein qui joue un rôle majeur dans l'étape d'élimination. En effet, la plupart des molécules sont éliminées dans les urines, soit sous forme inchangée, soit sous forme de produits de dégradation. La capacité du rein à éliminer les xénobiotiques est reflétée par la clairance à la créatinine, exprimée en millilitre par minute.

Les autres voies (salivaires, pulmonaire…) sont usuellement négligeables par rapport aux voies rénale et hépatique (48).

### *III.1.b) Les modifications possibles*

Chacune de ces étapes du devenir du médicament per os peut être modifiée par différents facteurs :

o *Facteurs physiologiques :*

Des modifications pharmacocinétiques liées à l'âge peuvent apparaître :

- Au niveau de l'absorption, on peut observer une diminution de la vidange gastrique, de la motilité intestinale, de la vascularisation de l'appareil digestif et de l'efficacité des systèmes de transport actif ainsi qu'une augmentation du pH gastrique. Ces différents éléments induisent un ralentissement de l'absorption.

- Concernant la phase de distribution, la diminution du compartiment hydrique et l'augmentation de la masse grasse traduisent un volume de distribution augmenté pour les molécules lipophiles et diminué pour celles étant hydrophiles. De plus, l'albuminémie diminuée signe une augmentation de la fraction libre en PA. L'ensemble de ces facteurs peuvent expliquer une suractivité du PA par rapport à l'effet observé chez un sujet plus jeune.

- Enfin la diminution de l'activité hépatique et rénale, de par le flux sanguin diminué et le vieillissement des organes, peut conduire à une réduction du métabolisme et de l'élimination des médicaments. Ce phénomène peut facilement conduire à un surdosage (49).

Ces modifications pharmacocinétiques, liées au vieillissement, tendent à accentuer le phénomène d'iatrogénie médicamenteuse chez les personnes âgées.

o *Facteurs exogènes :*

On développera la plus importante, à savoir la prise alimentaire. En effet, l'alimentation influence l'efficacité des médicaments en atténuant, ralentissant ou au contraire renforçant leurs effets. L'interaction concerne souvent l'absorption des médicaments à travers le tube digestif, mais certains aliments modifient également le métabolisme et l'élimination, comme le jus de pamplemousse par exemple, inhibiteur enzymatique du cytochrome P 450 3A4 (50).

La majorité des médicaments administrés par voie orale est absorbée principalement dans l'intestin grêle. Plusieurs phénomènes liés à la prise alimentaire peuvent être mis en évidence.

Tout d'abord, un mécanisme de chélation peut s'observer comme par exemple avec la ciprofloxacine, la norfloxacine, les biphosphonates et la prise concomitante de calcium (50). Ces substances complexées ou dégradées dans le tube digestif par l'alimentation ne peuvent donc pas être absorbées à travers la paroi intestinale.

D'autre part, la motilité gastro-intestinale est influencée par la quantité et la composition de la nourriture. Le volume, la teneur calorique, la température et la viscosité du milieu déterminent la vitesse de vidange gastrique qui est inversement proportionnelle au volume et à la teneur énergétique de la nourriture ingérée. Si la nature du bol alimentaire induit un ralentissement de la vidange gastrique, cela peut se traduire de deux façons sur l'absorption des médicaments :

- Si le médicament est absorbé au niveau intestinal, le délai d'action sera donc rallongé puisque son arrivée au site d'absorption qu'est l'intestin est retardée.
- En revanche, si le médicament est absorbé au niveau gastrique (plus rare), le ralentissement de la vidange gastrique va favoriser sa résorption gastrique.

La vidange gastrique est donc bien plus rapide pour un médicament administré à jeun, où le pylore sera ouvert que pour un médicament administré au cours d'un repas où la quantité à digérer et à vidanger est bien plus importante et donc longue. Dans ce cas, le pylore est fermé et seul les mini et microgranules pourront passer à travers ce sphincter. Les gros comprimés quant à eux, seront bloqués dans l'estomac et, du fait de leur taille, ne pourront pas passer le pylore. L'efficacité de certains médicaments est donc liée à un moment de prise précis, renseigné dans son Résumé des Caractéristiques du Produit (RCP) qu'il faut donc respecter.

Outre son impact sur la motilité digestive, la composition du bol alimentaire peut également influencer l'absorption des médicaments de par sa qualité : par exemple, la liaison aux composants gras de la nourriture est responsable de nombreuses interactions cliniquement significatives, en provoquant soit une augmentation de la biodisponibilité comme avec l'itraconazole, l'atovaquone, l'albendazole (non souhaitée car action locale désirée) ou bien alors une diminution comme l'illustre l'exemple de l'indinavir. La présence de fibres dans le bol alimentaire peut aussi influencer l'absorption des médicaments en la diminuant (levothyroxine) ou en la retardant (digoxine) (50).

En ce qui concerne les médicaments à libération modifiée, la quantité libérée dans l'intestin est souvent influencée par les propriétés physico-chimiques qui y règnent (pH, motilité) : au contact de certains aliments, certaines formes retard peuvent libérer leur substance active trop rapidement et élever ainsi les taux plasmatiques jusqu'à des valeurs toxiques. D'autre part, un régime laxatif peut accélérer le transit au point d'éliminer fécalement le médicament avant que toute la dose ne soit libérée (50).

## III.2) Les différents systèmes galéniques existants pour les formes solides pour la voie orale et pour la cavité buccale

### *III.2.a) Les formes solides pour la voie orale*

#### *III.2.a.i) Les comprimés conventionnels*

La Pharmacopée européenne, édition 7.6, définit les comprimés comme des préparations solides contenant une unité de prise d'une ou plusieurs substances actives. Ils sont généralement obtenus en agglomérant par compression un volume constant de particules (51).

- *Les comprimés non enrobés*

Les comprimés non enrobés comprennent des comprimés à couche unique et des comprimés à couches multiples disposées parallèlement ou concentriquement. Les premiers résultent d'une seule compression, les autres de compressions successives. Ils peuvent être de formes très diverses, sécables ou non.

D'une manière globale, et pas seulement pour les comprimés non enrobés, très peu de substances sont directement compressibles pour l'obtention des comprimés. En règle générale, il faudra donc leur adjoindre des excipients et pratiquer une opération particulière qu'est la granulation de manière à obtenir un grain plus dense plus homogène et fluide afin de faciliter l'opération de compression (52).

Les excipients sont classés en différentes catégories apportant chacune les qualités manquantes au PA pour l'obtention d'un comprimé :

o Les diluants (70-90 % des excipients)

Ils jouent un rôle de remplissage lorsque la quantité de PA est insuffisante pour fabriquer un comprimé de taille convenable. Ce sont des poudres inertes qui peuvent être choisies dans chaque cas particulier en fonction de leurs propriétés physico chimiques : solubilité ou non dans l'eau, hydrophilie ou lipophilie, neutralité, acidité ou alcalinité et leur aptitude à la compression. Les plus retrouvés sont les amidons, le lactose, la cellulose microcristalline et les sels minéraux (phosphate dicalcique).

- o Les liants (5-10 % des excipients)

Ils permettent la cohésion de particules de poudre entre elles. Les liaisons créées au cours de l'étape de granulation seront ensuite renforcées par l'étape de compression. Ils sont utilisés soit à l'état sec, soit le plus souvent en solution (ou pseudo-solution) aqueuse ou alcoolique car de cette façon ils sont mieux répartis dans la masse et donc plus efficaces. On peut citer en exemple les gommes arabiques et adragantes, les dérivés cellulosiques (méthylcellulose et hydroxypropylméthylcellulose (HPMC), les amidons (sous forme d'empois, pré gélatinisé), la polyvinylpyrrolidone (polyvidone), saccharose, glucose, sorbitol.

- o Les lubrifiants (0,5-3 % des excipients)

Leur rôle est essentiellement d'améliorer l'écoulement des particules et de la compression. On trouvera ainsi des agents anti-adhérents, antifrictions, et d'écoulement. On peut trouver selon le type de comprimés des lubrifiants hydrophobes (talc, silice colloïdale, stéarate de magnésium, acide stéarique) ou hydrophile (macrogols).

- o Les délitants (5-10 %)

Leur rôle est de rompre la structure du comprimé en présence d'eau. On parle de désagrégation du comprimé ou de délitement du comprimé soit par dissolution soit par gonflement du délitant au contact du milieu aqueux. A titre d'exemple, on peut citer l'amidon et ses dérivés (carboxyméthylamidon, les dérivés cellulosiques (croscarmellose sodique), les dérivés polyvinylpyrrolidone (polyvidone réticulée).

o Les adjuvants divers

Les autres excipients méritants d'être cités sont notamment les agents mouillants (pour compenser les propriétés trop hydrophobes de certains constituants), les substances tampons, les colorants (rôle d'identification entre autres), les aromatisants et édulcorants (pour atténuer les saveurs désagréables).

Le choix de tous ces excipients est un problème très complexe car ils sont nombreux pour chaque catégorie, et il faut tenir compte des incompatibilités possibles entre eux. La juste proportion est également difficile à trouver car un excès ou un manque de l'un d'entre eux remet totalement en cause la fabrication et la bonne utilisation du médicament. (53)

Les comprimés obtenus sont de formes très diverses. Le plus souvent ronds, ils peuvent également être ovales, carrés, triangulaires, rectangulaires...Selon la forme des poinçons, ils pourront être plats, bombés, chanfreinés, comporter ou non une inscription en relief pour une meilleure identification, et dans le cas des comprimés sécables une ou plusieurs barres de sécabilité.

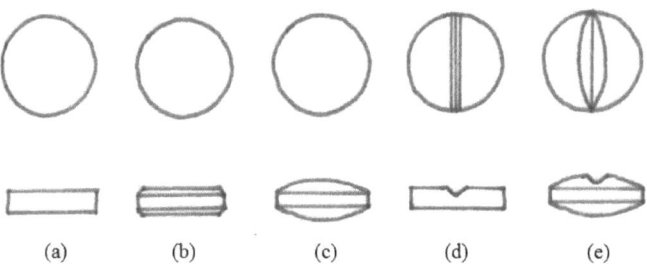

Comprimés plats (a et d), avec chanfrein (b), bombés (c et e), et sécables (d et e)

Figure 1 : Différentes formes de comprimés, source : LE HIR, A. CHAUMEIL, J.-C. & BROSSARD, D. « Pharmacie galénique : Bonnes pratiques de fabrication des médicaments » 9$^e$ édition de chez MASSON, 2009.

Pour l'emballage primaire, des tubes ou flacons de divers matériaux comme le verre ou la matière plastique peuvent être utilisés, mais d'une manière générale, la tendance actuelle est au conditionnement unitaire sous blister de complexe d'aluminium ou de matière plastique. Pour certains comprimés, il est nécessaire de les protéger de l'humidité (conditionnement étanche, cartouche de déshydratant) ou de la lumière (conditionnement opaque).

Le système de blister unitaire assure la meilleure conservation et protection qui soit ainsi qu'une identification et donc une traçabilité optimale jusqu'à l'administration du médicament. Le qualificatif unitaire est à nuancer car de nombreuses spécialités sont encore présentées sous formes de blisters, mais non unitaire, c'est-à-dire que le fractionnement de cette plaquette n'est pas prévu par un pré-découpage du blister. Le numéro de lot, la date de péremption, ainsi que l'intitulé exact du médicament sont renseignés sur la plaquette de comprimés (généralement à l'extrémité), mais pas pour chaque comprimé de cette plaquette.

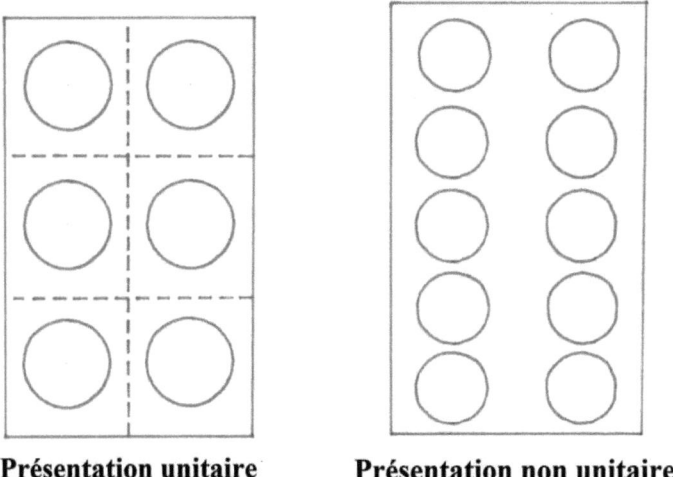

**Présentation unitaire**     **Présentation non unitaire**

Figure 2 : Présentation unitaire ou non, source : LE HIR, A. CHAUMEIL, J.-C. & BROSSARD, D. « Pharmacie galénique : Bonnes pratiques de fabrication des médicaments » 9e édition de chez MASSON, 2009.

Les industriels tendent à revoir leur conditionnement afin de privilégier au maximum cette présentation unitaire, car elle est indispensable dans les structures comme les EHPAD ou les hôpitaux pour la préparation de pilulier afin de pouvoir conserver une traçabilité du médicament jusqu'à son administration.

- *Les comprimés enrobés*

Les comprimés enrobés ont leur surface recouverte d'une ou plusieurs couches de mélanges de substances diverses comme les résines naturelles ou synthétiques, les gommes, les sucres, les substances plastifiantes, les polyols, les cires et les matières colorantes autorisées. On peut décider d'enrober un comprimé pour plusieurs raisons :

- Masquer une odeur ou une saveur désagréable du médicament
- Protéger le PA des agents extérieurs comme la lumière, l'humidité, l'oxygène…
- Prévenir certaines incompatibilités
- Faciliter l'identification par une coloration de l'enrobage

On distingue deux parties dans le comprimé enrobé : le comprimé nu (ou noyau) et l'enrobage, appelé d'une façon générale la couverture.

Il existe deux types de comprimés enrobés :

> **Les comprimés dragéifiés**

Ce type de comprimé présente un enrobage de sucre assez épais comme le saccharose ou des polyols, et de substances pulvérulentes inertes. C'est le mode d'enrobage le plus classique mais aussi le plus ancien. Le temps de désagrégation pour ce type d'enrobage doit être inférieur à 60 minutes

> **Les comprimés pelliculés**

Lorsque l'enrobage est constitué d'un film polymère mince, le comprimé est dit pelliculé. Dans ce cas, les produits filmogènes sont des polymères dérivés de la cellulose, des macrogols de haut poids moléculaire et des dérivés acryliques ou vinyliques. Suivant le choix de polymères et d'adjuvants utilisés, il est possible d'obtenir des films solubles seulement à un certain pH, à déterminer suivant le mode d'action voulu. Pour un comprimé pelliculé, le temps de désagrégation doit être inférieur à 30 minutes.

Le tableau ci-après regroupe les principaux polymères utilisés pour le pelliculage :

| POLYMERES GASTRO-SOLUBLES | | |
|---|---|---|
| **DERIVES CELLULOSIQUES** | **DERIVES ACRYLIQUES** | **DERIVES VINYLIQUES** |
| - Hydroxypropylméthyl cellulose<br>- Carrhaghénane/cellulose microcristalline | - Copolymère cationique de méthacrylate de butyle, 2-diméthylaminométhacrylate de méthyl | - Alcool polyvinylique partiellement polymérisé |
| **POLYMERES GASTRO-RESISTANTS** | | |
| **DERIVES CELLULOSIQUES** | **DERIVES ACRYLIQUES** | **DERIVES VINYLIQUES** |
| - Acétylphtalate de cellulose<br>- Phtalate d'hydroxypropylméthyl cellulose<br>- Acétate/Succinate d'hydroxypropylméthyl cellulose | - Copolymère anionique d'acide méthacrylique et méthacrylate de méthyle | - Polyacétylphtalate de vinyle |
| **POLYMERES INSOLUBLES AUX PH ACIDES ET ALCALINS** | | |
| **DERIVES CELLULOSIQUES** | **DERIVES ACRYLIQUES** | **DERIVES VINYLIQUES** |
| - Ethylcellulose<br>- Acétate de cellulose | - Copolymère d'acrylate d'éthyle et de méthacrylate de méthyle<br>- Copolymère d'acrylate d'éthyle et de méthacrylate de méthyle de chlorhydrate de méthacrylate triméthyl-ammonium | - Copolymère d'acétate de polyvinyle |

Tableau 3 : Principaux polymères utilisés en pelliculage ; source : WEHRLE, P. « Pharmacie galénique : formulation et technologie pharmaceutique » $2^e$ édition de chez Maloine, 2012.

Pour obtenir un film suffisamment fin mais solide et épousant les angles du comprimé sans se rompre, il est souvent nécessaire d'ajouter au polymère un agent plastifiant qui abaissera la température de transition vitreuse du polymère. Un agent plastifiant est une molécule organique de faible masse moléculaire qui, une fois insérée entre les chaines macromoléculaires du polymère, diminue les interactions hydrophobes entre ces chaînes; ainsi, le polymère initialement rigide (état vitreux) est transformé en un matériau souple et flexible (état caoutchoutique), plus apte à la filmification. Il est donc essentiel que les plastifiants soient partiellement ou totalement solubles dans le solvant d'enrobage afin de faciliter leur migration à l'intérieur des chaînes de polymères (54).

Les agents plastifiants les plus couramment utilisés en pelliculage peuvent se classer selon les trois principaux groupes chimiques suivants :

- *Groupe des polyols :* glycérol, propylène glycol, macrogols de masses moléculaires comprises entre 200 et 6000 g/mol.
- *Groupe des esters organiques :* phtalate de diéthyle et de dibutyle, sébaçate de dibutyle, triacétate de glycérol, citrate de triéthyle, acétyl citrate de triéthyle, citrate de dibutyle, acétyl citrate de dibutyle.
- *Groupe des huiles ou de glycérides* : huile de ricin, monoglycérides acétylés.

Des produits de charge font également partie de la formulation du pelliculage comme les anti-adhérents, les opacifiants, les colorants et les tensioactifs (54).

### III.2.a.ii) Les capsules conventionnelles

Les capsules sont des préparations solides constituées d'une enveloppe dure ou molle, de forme et de capacité variables, contenant généralement une dose unitaire de PA.

L'enveloppe est à base de gélatine ou bien d'autres substances comme l'HPMC. Pour la gélatine, la consistance peut être adaptée par addition de glycérol ou de sorbitol par exemple. D'autres excipients comme des agents tensioactifs, des opacifiants (oxyde de titane en général), des conservateurs antimicrobiens, des édulcorants, des colorants et des aromatisants peuvent également être ajoutés. Les capsules peuvent porter des caractères imprimés.

Le contenu des capsules peut être solide, liquide ou de consistance pâteuse ou huileuse. Il est constitué d'un ou plusieurs PA additionnés ou non d'excipients tels que solvants, diluants, lubrifiants et délitants. Le contenu ne doit pas provoquer une détérioration de l'enveloppe. En revanche, ce sont les sucs digestifs qui la détruisent et provoquent ainsi la libération de son contenu.

Les modes de conditionnement des capsules sont les mêmes que ceux des comprimés, mais ils doivent être particulièrement étanches à l'humidité.

Les principaux inconvénients des capsules dures sont de ne pas être fractionnables et de se coller plus facilement à la paroi de l'œsophage, ce qui peut entraîner une altération de celui-ci dans le cas d'un PA agressif, c'est pour cela qu'elles doivent être administrées avec un grand verre d'eau en position assise et non couchée. (55)

On distingue deux catégories de capsules conventionnelles :

- *Les capsules à enveloppe dure ou gélules*

Leur enveloppe est composée de deux cupules cylindriques s'emboitant très exactement l'une dans l'autre, appelés « tête » et « coiffe ».

- *Les capsules à enveloppe molle :*

Les capsules molles comportent une enveloppe plus épaisse que celle des capsules dures. L'enveloppe n'est composée que d'une seule partie et peut prendre des formes variées.

*III.2.a.iii) Les comprimés et capsules à libération modifiée*

On entend par formes à libération modifiée celles ayant une cinétique de libération différente des formes conventionnels, modifiant alors la vitesse et/ou le lieu de libération du ou des PA. Ils sont élaborés grâce à des substances auxiliaires spéciales ou par des procédés particuliers ou par les deux moyens réunis.

Par libération modifiée, on comprend :

- *Libération accélérée*

Elles sont formulées de façon à obtenir un temps de désagrégation court et comprennent :

  o *Les comprimés effervescents*

Ces comprimés sont destinés à être dissouts ou dispersés dans un verre d'eau afin d'être bus. Le délitement de ces comprimés est assuré par un dégagement de dioxyde de carbone résultant de la réaction entre un acide organique et un carbonate en présence d'eau. En voici la formule :

$$R\text{-}COOH + NaHCO_3 + H_2O \longrightarrow R\text{-}COONa + CO_2 + 2H_2O$$

Cette forme galénique présente l'avantage d'une administration facilitée pour le patient, en particulier ceux ayant du mal à avaler les comprimés. Le dégagement gazeux permet d'accélérer l'étape de dissolution du PA dans l'organisme, et donc d'assurer un délai d'action légèrement plus rapide. En revanche, pour les personnes âgées atteintes de troubles de la déglutition, on observe dans la pratique que cette forme n'est pas forcément la plus avantageuse, car elle implique de boire une quantité assez conséquente de liquide, ce qui n'est pas aisé pour ces personnes ayant du mal à déglutir.

Le conditionnement peut se faire en tubes, flacons ou sous bandes de complexe de matière plastique-aluminium, à condition d'être parfaitement étanche ; il est donc recommandé de placer dans le système de bouchage des récipients une capsule déshydratante de gel de silice.

- *Les comprimés solubles*

Ce sont généralement des comprimés non enrobés ou des comprimés pelliculés, destinés à être dissouts dans de l'eau avant administration. Ils sont formulés avec le maximum d'excipients hydrosolubles. Cette dissolution se fait en moins de 3 minutes et il est admis que la solution soit opalescente.

  o *Les comprimés dispersibles*

Ces comprimés sont destinés à être dispersés dans de l'eau avant administration mais peuvent aussi être avalés tels quels. Comme pour les comprimés solubles, la dispersion doit se faire en moins de 3 minutes, elle sera en revanche plus homogène que pour les comprimés solubles, les particules dispersées sont assez fines puisqu'elles doivent pouvoir passer à travers un tamis de maille nominale de 710µm.

  o *Les comprimés orodispersibles*

Les comprimés orodispersibles sont des comprimés non enrobés destinés à être placés dans la bouche où ils se dispersent rapidement avant d'être avalés. Ils peuvent aussi être classés avec les comprimés à libération modifiée, puisque accélérée ; en effet, ils ont un temps de désagrégation très court. C'est une forme galénique tout à fait adaptée aux personnes ayant des difficultés de déglutition.

- *Libération différée*
  o *Les comprimés gastrorésistants*

Les comprimés gastrorésistants sont des comprimés à libération modifiée destinés à résister à l'action du suc gastrique et à libérer le ou les PA dans l'intestin.

On peut distinguer deux types de comprimés gastrorésistants :

i. <u>Les comprimés à enrobage gastrorésistant :</u> l'enrobage gastrorésistant est déposé à la surface du comprimé ; ce sont les plus courants.

ii. <u>Les comprimés à microgranules gastrorésistants :</u> l'enrobage gastrorésistant est appliqué sur des microgranules qui sont ensuite compressés en comprimé. Ils sont également nommés comprimés MUPS (*Multiple Unit Pellet System*), *pellet* signifiant microgranule. Pour ce type de comprimés, les microgranules sont rapidement libérés dans l'estomac (désagrégation de la forme comprimé) puis transportés jusqu'à l'intestin où le PA est absorbé.

Les comprimés gastrorésistants ont généralement pour but de protéger le PA de sa destruction par les sucs acides de l'estomac, de protéger la muqueuse gastrique contre un PA irritant pour elle, d'éviter la libération dans l'estomac d'un PA provoquant des vomissements par contractions importantes de la paroi gastrique, ou bien encore, pour des traitements localisés, de concentrer le PA dans la zone thérapeutique de l'intestin souhaitée (45).

Les excipients d'enrobage doivent donc être insolubles dans le suc gastrique, c'est-à-dire en milieu chlorhydrique (pH compris entre 1,5 et 2,5) mais se dissoudre en milieu légèrement acide, neutre ou légèrement alcalin ; de ce fait, les comprimés ne devront donc pas être administrés avec un liquide alcalin, comme certaines eaux minérales.

Les polymères d'enrobage utilisés sont répertoriés dans le tableau récapitulatif vu auparavant (tableau 3) mais les plus souvent retrouvés sont l'acétylphtalate de cellulose, mais aussi et de plus en plus le phtalate d'hypromellose, les dérivés vinyliques comme l'acétophtalate de polyvinyle (OPADRY®) et des résines méthacryliques mieux connues sous le nom commercial d'EUDRAGIT® : ce sont des formes de polymères comportant un nombre variable de fonctions acides libres afin de jouer sur le pH de solubilité de cette macromolécule. En effet, quand le pH augmente, la molécule s'ionise et devient alors soluble. Lors de l'étape d'enrobage, un agent plastifiant peut être rajouté afin de diminuer la température de transition vitreuse, comme nous l'avons vu précédemment.

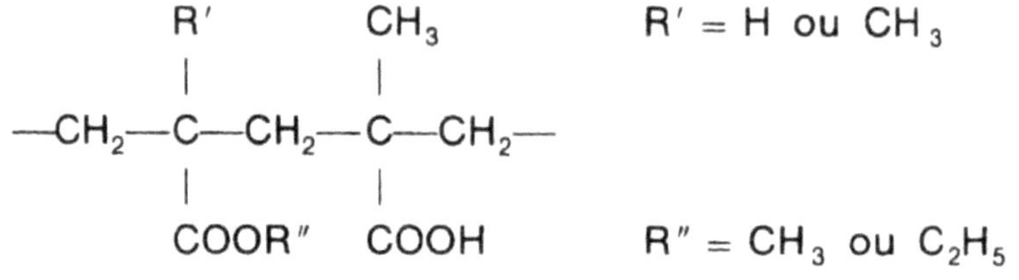

$$-CH_2-\underset{\underset{COOR''}{|}}{\overset{\overset{R'}{|}}{C}}-CH_2-\underset{\underset{COOH}{|}}{\overset{\overset{CH_3}{|}}{C}}-CH_2-$$

$R' = H$ ou $CH_3$

$R'' = CH_3$ ou $C_2H_5$

Formule des résines méthacryliques

Figure 3 : Formule des résines méthacryliques, source : LE HIR, A. CHAUMEIL, J.-C. & BROSSARD, D. « Pharmacie galénique : Bonnes pratiques de fabrication des médicaments » 9e édition de chez MASSON, 2009.

- Les capsules gastrorésistantes

Elles sont obtenues soit en enrobant les capsules dures ou molles d'une enveloppe gastrorésistantes, soit en remplissant les capsules dures avec des microgranules déjà recouverts d'un revêtement gastrorésistant.

- *Libération prolongée (LP)*

Ce type de formes se caractérise par une vitesse de libération du ou des PA inférieure à celle qu'assurerait la forme à libération conventionnelle administrée par la même voie. Le but de ces formes galéniques est d'obtenir une concentration de PA la plus constante possible et efficace (entre le seuil efficace et le seuil de toxicité) tout en diminuant le nombre d'administrations. Cela permet notamment de prolonger les concentrations plasmatiques efficaces pour des PA de demi-vie courte, d'avoir un traitement continu sur une longue période, nocturne par exemple, ou bien encore d'éviter les à-coups thérapeutiques.

Les formes orales solides à libération prolongée retrouvées sont les comprimés, les gélules et certains granulés présentés sous forme de sachet. Il existe deux grands types de système de libération prolongée : les systèmes réservoir et les systèmes matriciels

- o *Les systèmes réservoir*

On distingue les microgranules ou minigranules enrobés et les comprimés osmotiques.

- ❖ <u>Microgranules ou minigranules</u>

Selon la définition de la Pharmacopée française, ces termes désignent des sphéroïdes médicamenteux dont le diamètre est inférieur à 2,8 mm (56). Constituées par un noyau de PA enrobé d'une membrane insoluble à tout pH mais rendue perméable, les sphères enrobées sont conditionnées dans des capsules gélatineuses dures ou gélules ou encore sous forme de sachet. On distingue les microgranules de taille inférieure à 1 mm des minigranules dont le diamètre est compris entre 1 et 2,8 mm. En outre, leurs procédés d'obtention sont différents.

Le mécanisme de libération du PA à partir de ces systèmes s'effectue en plusieurs phases : pénétration des fluides digestifs dans le minigranule par solubilisation des excipients hydrophiles contenus dans l'enrobage. Le PA dissous va ensuite être drainé progressivement à l'extérieur par convection à travers les pores qui se forment également de manière progressive. La cinétique de libération est d'ordre 1 et donc dépend de la concentration de PA présent dans le minigranule.

Les composants de la membrane d'enrobage sont des polymères filmogènes insolubles à tout pH mais perméables à l'eau comme les dérivés cellulosiques (éthylcellulose, acétate de cellulose) ou les dérivés méthacryliques (*EUDRAGIT RL, RS*), mais aussi des agents plastifiants tels que le propylène glycol, le polyéthylène glycol ou le citrate de triéthyle (54).

❖ Comprimés osmotiques

Ce sont des comprimés enrobés d'une membrane semi-perméable qui par la suite est percée d'un micro-orifice. Son noyau est en réalité un comprimé bicouche composé d'un compartiment supérieur contenant le PA, un peu d'agent osmotique et un lubrifiant, et d'un compartiment inférieur dit « osmotique » car il contient l'agent osmotique en grande quantité ; les agents osmotiques les plus fréquemment utilisés sont l'oxyde de polyéthylène, le chlorure de sodium ou le chlorure de potassium. La membrane semi-perméable est un polymère perméable à l'eau et imperméable aux solutés formés dans le noyau. En général c'est l'acétate de cellulose qui est le composant central de la membrane semi-perméable.

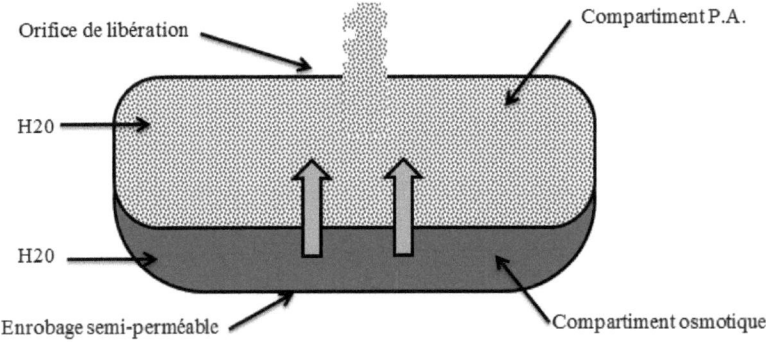

Figure 4 : Schéma d'un comprimé osmotique ; source : WEHRLE, P. « Pharmacie galénique : formulation et technologie pharmaceutique » $2^e$ édition de chez Maloine, 2012.

L'eau des sucs digestifs va pénétrer dans les deux compartiments du comprimé grâce à la présence d'excipients osmotiques. Dans le compartiment actif, l'eau va dissoudre le PA. Dans le même temps, l'eau va permettre l'expansion du compartiment osmotique, qui se traduit par l'expulsion du PA dissous par l'orifice calibré. L'optimisation des paramètres de formulation, c'est-à-dire épaisseur de la membrane semi-perméable, diamètre de l'orifice, taux du PA et de l'excipient osmotique, conduit à la maîtrise de la quantité d'eau qui entre dans le comprimé, et la quantité rejetée par l'orifice. Au final, le PA est libéré selon une cinétique d'ordre 0.

En fin de dissolution, la membrane semi-perméable, insoluble à tout pH, est retrouvée dans les selles sous forme d'une coque flasque (57).

- o ***Les systèmes matriciels***

L'autre méthode efficace pour contrôler la libération d'un PA à partir d'un comprimé consiste à disperser le PA de façon uniforme dans un agent matriciel, en général un polymère. Une fois en contact avec les liquides biologiques, les macromolécules permettent d'éviter une libération spontanée et complète du PA en formant un réseau résistant capable de retenir le PA, et de le laisser diffuser progressivement pendant une durée préétablie.

Il existe différents types de matrices : hydrophiles, inertes, lipophiles ou mixtes et par conséquent, différents types de mécanismes de libération du PA.

❖ Les matrices hydrophiles

Une matrice hydrophile est constituée d'un PA, d'un ou de plusieurs polymères hydrophiles (agents gélifiants ou hydrocolloïdes) et d'excipients de compression tels que les lubrifiants. Le mécanisme de libération se fait en 3 étapes :

*1)* Pénétration des fluides digestifs dans le comprimé, formation d'une barrière gélifiée périphérique et dissolution, avec libération immédiate d'une faible quantité de PA se trouvant à la périphérie du comprimé. On parle d'effet « burst ».

*2)* Gonflement de la matrice hydrophile par pénétration d'eau plus profondément dans le cœur du comprimé.

*3)* Dissolution et diffusion concomitante du PA à travers la barrière gélifiée formée. Pénétration du liquide dans les zones profondes du comprimé par diffusion à travers la couche gélifiée et dissolution progressive du PA.

On a donc principalement une libération par diffusion mais également par érosion de la couche gélifiée. Elle tend à suivre une cinétique d'ordre 0, linéaire, indépendante de la concentration, mais la cinétique a tendance à varier suivant l'épaisseur de la couche gélifiée qui évolue en fonction du temps. Certaines formulations optimisées peuvent permettre d'obtenir une cinétique d'ordre zéro durant une phase importante de la libération du PA.

❖ Les matrices inertes

Les matrices inertes sont constituées d'un support poreux, insoluble à tout pH et non digestible. Il s'agit généralement des polymères dérivés cellulosiques, acryliques ou bien vinyliques, dans lequel est dispersé le PA. Elles ne subissent pas de modification de forme lors du transit gastrointestinal contrairement aux autres types de matrices, et peuvent donc être retrouvées dans les selles. La libération du PA à partir de la matrice se fait d'abord par la libération d'une dose initiale de surface directement disponible appelé « burst effect », puis ensuite par diffusion jusqu'à épuisement graduel de la matrice en PA : elle suit donc une cinétique d'ordre 1. Le mécanisme de libération peut se résumer de la manière suivante:

*1)* Pénétration par capillarité du fluide environnant ou des liquides digestifs dans le comprimé par dissolution du PA ou des excipients hydrosolubles du comprimé. Le PA présent à la périphérie de la matrice est rapidement libéré.

*2)* La dissolution du PA et des excipients hydrosolubles créent de plus en plus d'espace au sein de la matrice, formant des canalicules poreuses à travers lesquelles le soluté de PA est drainé vers l'extérieur.

❖ Les matrices lipophiles

Les matrices lipophiles sont des matrices constituées de corps gras qui subissent une érosion lente. Il s'agit donc d'excipients lipidiques comme les glycérides, les acides et alcools gras, les esters d'acides gras et les cires:

La libération du PA se fait selon 2 mécanismes : la diffusion dans le réseau poreux et l'érosion de la matrice grâce à l'hydrolyse enzymatique des glycérides par la lipase et la solubilisation lente des acides gras

❖ Les matrices mixtes

Ce sont des combinaisons de deux types de matrices: une matrice hydrophile / matrice hydrophobe ou matrice hydrophile / matrice inerte. Cette association a pour but de réguler le profil de libération des PA en fonction de leur solubilité dans l'eau.

Dans le système digestif, la matrice hydrophile (contenue à l'intérieur) est hydratée, elle gonfle. Le PA se dissout progressivement et diffuse à travers la barrière hydrophile, puis à travers les canalicules constitués par la matrice lipophile (58).

Certains systèmes mixtes sont très complexes et peuvent être formés de granules hydrophiles de PA enchâssés dans une matrice lipidique.

### *III.2.b) Les formes solides pour la cavité buccale*

o *Les comprimés sublinguaux*

Les comprimés sublinguaux sont destinés à être placés sous la langue, car après dissolution, le PA est absorbé à travers la muqueuse sublinguale et ne subit ainsi pas d'effet de premier passage hépatique. Attention à ne pas les confondre avec les comprimés orodispersibles.

- o *Les lyophilisats oraux*

Ces formes lyophilisats sont à distinguer des comprimés puisque leur procédé d'obtention n'est pas la compression, mais la lyophilisation, qui consiste en une technique de dessiccation par sublimation (passage direct de l'eau de l'état solide à l'état vapeur) d'une suspension aqueuse contenant le PA et les excipients. Ces derniers sont de deux types :

-Des substances de charge, notamment le mannitol, qui permettent d'obtenir une structure poreuse après lyophilisation, favorable à l'absorption d'eau ou de salive

-Des liants comme par exemple les gommes arabiques, les gommes xanthanes, et le carboxyméthylcellulose.

Cette forme galénique permet une meilleure absorption du PA ; elle est destinée à être introduite dans la bouche, sous la langue, où elle se dissout et se désagrège quasi instantanément et peut ainsi être rapidement absorbée par la veine sublinguale ; mais elle peut aussi être avalée, soit après dissolution dans la bouche soit dans un peu de liquide, rendant son délai d'action plus long, et une efficacité pouvant être réduite suite à un premier passage hépatique

Le lyophilisat est donc une masse compacte ou pulvérulente lyophile de structure poreuse. Il nécessite une conservation en récipients étanches pour empêcher l'eau de reconstituer le produit. Le taux d'humidité résiduelle garant de la bonne conservation du lyophilisat doit être compris entre 1 et 5% (59).

- o *Les comprimés gingivaux muco-adhésifs*

Ce type de comprimé permet uniquement une diffusion locale du PA, il n'est pas absorbé ; il est donc utilisé pour des affections oro-pharyngées. En effet grâce à une technologie spécifique, le comprimé adhère à la muqueuse et reste en place pendant plusieurs heures, libérant de façon prolongée son PA en se dissolvant progressivement grâce au flux salivaire présent dans la cavité buccale.

- o *Les comprimés à sucer*

Ils sont à sucer par le patient pour se dissoudre lentement et libérer leur PA. Avec ces formes à sucer, on peut avoir soit un effet seulement local (corticoïde pour affections stomatologiques), soit un effet systémique avec une absorption pouvant se faire au niveau intestinal (sels de calcium) ou bien au niveau de la muqueuse buccale (substituts nicotiniques).

### III.3) L'écrasement des comprimés et l'ouverture des gélules

En EHPAD, le personnel soignant est fréquemment confronté aux problèmes de déglutition et de comportement pour certains résidents, n'ayant d'autres choix que d'écraser les comprimés ou d'ouvrir les gélules afin de mener à bien l'acte d'administration des médicaments. Néanmoins ces opérations d'écrasement ou d'ouverture des formes solides, pourtant pratiqués plusieurs fois par jour et pour de nombreux résidents, ne sont pas sans risque et peuvent altérer l'efficacité des médicaments mais également parfois réduire la bonne adhésion au traitement (ex amertume de PA si pelliculage altéré).

#### *III.3.a) Les règles générales suivant la forme galénique*

La modification de la forme galénique d'un comprimé ou d'une gélule en vue d'en faciliter l'administration est une décision à considérer au cas par cas, mais on peut s'éclairer grâce à une parfaite connaissance des systèmes galéniques des formes orales solides qui renseigne sur l'opportunité de modifier physiquement ou pas une forme galénique. Quoi qu'il en soit, il faut ensuite étudier et prendre en compte le caractère de stabilité et/ou de toxicité du PA (pour le manipulateur et le patient) qui peut conduire à une impossibilité d'écraser le comprimé ou d'ouvrir la gélule.

Les formes solides simples dont la galénique ne contre-indique pas à priori leur modification (à condition que la prise soit immédiate après cet acte) sont :

- Les comprimés non enrobés
- Les comprimés solubles et dispersibles : ces formes galéniques permettent une dispersion dans un peu d'eau ce qui est donc préférable à l'écrasement
- Les comprimés enrobés (dragéifiés et pelliculés) : dès lors que l'enrobage n'a pas pour objectif une suppression des caractères organoleptiques désagréables ou la protection d'un principe actif fragile vis-à-vis des conditions extérieures défavorables (lumière, photolyse, humidité…)
- Les gélules simples : (idem cas précédent)

Pour les formes solides effervescentes, orodispersibles, sublinguales, muco-adhésives et à sucer, l'écrasement n'a pas de sens puisque ce ne sont pas des formes à avaler, donc en principe adaptées aux patients ayant des troubles de la déglutition. En revanche, on peut observer en pratique que les comprimés effervescents sont mal acceptés par ces patients qui éprouvent des réticences à avaler des quantités d'eau importante.

Concernant plus particulièrement les comprimés sublinguaux, le site d'absorption a une importance capitale pour la bonne utilisation et l'efficacité du traitement. En effet, si ces comprimés sont écrasés puis avalés par le patient, l'absorption et la biodisponibilité des PA seraient annulées du fait du changement du site d'absorption, intestinal plutôt que sublingual, avec parfois un effet de premier passage hépatique néfaste. Les formes galéniques sublinguales sont donc contre-indiquées pour l'écrasement. La volonté du personnel soignant de vouloir l'écraser traduit une vision erronée du mode d'action de ce type de comprimé. Il apparaît donc nécessaire qu'une formation du personnel soignant soit faite sur ce point. Il conviendra également de les distinguer des autres comprimés « conventionnels » au sein du pilulier du résident. Il est possible, pour le personnel préparant les piluliers, de les placer dans une grosse gélule vide de taille 00 ou 000 dont la couleur indiquera la forme galénique particulière.

Les capsules molles quant à elles ne peuvent pas être écrasées pour la simple et bonne raison qu'il n'est pas possible de récupérer complètement et de façon convenable le liquide huileux contenu à l'intérieur.

Les formes orales solides dont la galénique contre-indique l'écrasement ou l'ouverture sont :

- Les comprimés gastrorésistants

- Les gélules gastrorésistantes
- Les comprimés et gélules à libération prolongée

Pour les formes solides gastrorésistantes, comprimés enrobés ou comprimés de microgranules enrobés, l'écrasement est contre-indiqué puisque l'on altère l'enveloppe de polymère qui protège le PA de l'acidité et des enzymes des sucs gastriques de l'estomac, comme l'acétylphtalate de cellulose. Cette enveloppe protège aussi la muqueuse gastrique d'un PA potentiellement agressif tels que les AINS. L'écrasement conduit alors à une destruction d'un PA sensible à pH acide et donc à un sous-dosage voire à une inefficacité du traitement, comme par exemple avec l'Inexium®, et parfois à une intolérance locale gastrique, avec l'exemple des AINS. En revanche, il est souvent possible de disperser les comprimés renfermant des microgranules gastrorésistants dans un verre d'eau et d'administrer la suspension immédiatement.

Les gélules à enrobage gastrorésistant (très rare) ne peuvent strictement pas être ouvertes pour les mêmes raisons qu'évoquées ci-dessus pour les comprimés. En revanche, celles contenant des microgranules gastrorésistants peuvent l'être en prenant soin de ne pas écraser les microgranules qu'elles contiennent. Rappelons pour les formes gastrorésistantes suivantes (gélules contenant des minigranules gastrorésistants ou comprimé constitué de minigranules gastrorésistants) qu'elles ne doivent pas être administrées avec un véhicule à pH alcalin comme certaines eaux minérales, au risque de dissoudre l'enrobage gastrorésistant et exposer le principe actif à une dégradation acide dans l'estomac.

Concernant les comprimés et les gélules à libération prolongée, il est formellement contre-indiqué d'écraser les comprimés ou le contenu des gélules, et ce, quel que soit le système galénique mis en œuvre, matriciel ou réservoir. En effet, cette opération d'écrasement endommagerait le mécanisme de contrôle de la libération du principe actif exposant le patient à un dumping en principe actif avec les suites toxicologiques évidentes. Néanmoins, certains comprimés de type matriciel peuvent être coupés, surtout si le RCP de la spécialité le mentionne clairement. Pour les gélules à libération prolongée, il est envisageable d'ouvrir la gélule et de répartir le contenu dans une boisson ou un aliment avant ingestion mais sans toutefois broyer les minigranules (60).

### *III.3.b) Illustration par des exemples des conséquences liées à la modification de la galénique des comprimés et gélules :*

Ecraser un comprimé ou ouvrir une gélule n'est pas toujours admis car cet acte peut faire encourir des risques de différents types, pour le patient mais aussi pour le manipulateur.

i) Pour le patient

Les risques dus à une mauvaise manipulation de la forme galénique peuvent être de différents types :

•Toxicité locale

Certains PA, une fois mis à nu après destruction de l'enveloppe d'excipients qui les entourait, peuvent provoquer une toxicité locale avec une irritation ou plus grave, une ulcération des muqueuses digestives ce qui peut être très dangereux pour le patient. A titre d'exemple, le CELECTOL® (céliprolol), bétabloquant cardio-sélectif, ne doit pas être mis en contact avec les muqueuses car il est irritant ; en effet, des sensations de picotements dans la bouche sont rapportées pour les patients pour qui ce comprimé est écrasé. A noter également qu'écraser un comprimé de sels de biphosphonates comme l'ACTONEL® (risédronate sodique) expose le patient à un risque d'œsophagite voire même d'ulcération de l'œsophage (61). Il est donc dangereux pour le patient de modifier ou d'altérer la structure excipiendaire qui contient ce PA agressif.

• Erreur de dosage du médicament écrasé

La destruction de la galénique parfois complexe et spécifique d'une forme orale solide, peut engendrer une fluctuation de la fraction biodisponible du

PA par rapport à celle prévue par une utilisation correcte du médicament. Deux types de fluctuations sont à prévoir :

- o Surdosage suivi d'absence de couverture thérapeutique

Si l'enveloppe d'un comprimé à libération prolongée est détruite, la dose de PA sera absorbée dès son arrivée dans le système digestif bas (estomac, intestin), de façon rapide et instantanée. On a donc modifié de façon sévère le profil pharmacocinétique du médicament puisqu'initialement son enveloppe permettait une diffusion lente et prolongée du PA dans la circulation sanguine. Dans un premier temps, on exposera le patient à un risque élevé de surdosage donc de toxicité puis dans un deuxième temps à une absence de couverture thérapeutique puisque la dose du comprimé écrasé qui devait initialement couvrir une longue durée d'efficacité a été d'emblée absorbée. A titre d'exemple, si on écrase un comprimé de DIAMICRON® (Gliclazide) qui est un antidiabétique à libération prolongée de la famille des sulfamides hypoglycémiants, on peut s'attendre à observer dans les premières heures qui suivent l'administration une hypoglycémie par hyperstimulation des cellules bêta des îlots de Langerhans augmentant donc la sécrétion d'insuline de façon inappropriée. Cette hypoglycémie sera suivie d'hyperglycémies dans la journée car il n'y aura plus de PA stimulant la sécrétion d'insuline afin de réguler la glycémie à chaque prise alimentaire. Cela conduit à un diabète non équilibré, pouvant se refléter par une hémoglobine glyquée trop élevée (62).

- o Sous-dosage et inefficacité

Un sous-dosage peut s'observer à cause de la pratique de l'écrasement, laquelle entraine systématiquement une perte d'une partie de la poudre obtenue, difficile à récupérer dans le dispositif d'écrasement. Cette perte de matière, associée à un potentiel sous-dosage peut avoir un effet significatif lors de l'écrasement de médicaments à marge thérapeutique étroite (63). De plus le fait d'écraser un comprimé ou d'ouvrir une gélule expose le PA aux agents extérieurs comme la lumière, l'humidité et l'oxygène. Si ce dernier est sensible à l'un ou à plusieurs de ces facteurs environnants, une dégradation partielle ou totale par photolyse, hydrolyse et/ou oxydation est envisageable, ce qui peut conduire à un sous-dosage et donc une inefficacité thérapeutique. Par exemple, les médicaments les plus connus pour leur photosensibilité (sensibilité à la lumière) sont le furosémide, l'amiodarone, le clopidogrel, l'olanzapine, l'halopéridol, la nifédipine et les inhibiteurs calciques en général (64).

D'autre part, on peut également observer un sous-dosage ou une inefficacité en écrasant un comprimé gastrorésistant, car un PA sensible au pH acide sera détruit, complètement ou en partie, dans l'estomac s'il est dépourvu de son enveloppe. C'est par exemple le cas des Inhibiteurs de la

Pompe à Protons (IPP) comme l'Eupantol® (Pantoprazole) détruit en milieu acide si la protection gastrorésistante est altérée. Ceci induit donc une perte d'effet totale du traitement donc une recrudescence ou un non-traitement de la pathologie (63).

- •<u>Altération de l'efficacité d'autres médicaments administrés simultanément</u>

Parfois, les excipients contenus dans le comprimé écrasé peuvent influencer l'absorption d'autres médicaments administrés simultanément, qu'ils soient écrasables ou non, par une addition de facteurs favorisant ce phénomène. Par exemple, les excipients ayant également des propriétés laxatives comme l'huile de ricin ou le sorbitol, sont fréquemment retrouvés dans la composition des formes orales solides. Si ces dernières sont écrasées, le transit sera accéléré, et de ce fait les médicaments administrés en même temps resteront donc moins longtemps dans le tube digestif ; ils seront plus vite éliminés et les PA ne seront pas complètement absorbés; d'où un sous-dosage en médicament associé à un traitement inefficace. Cet effet a été observé dans une des EHPAD visitées dont nous parlerons dans la deuxième partie de ce travail : en effet, chez une patiente traitée entre autres par TEGRETOL® LP 200mg (1 comprimé matin et soir) et COUMADINE® 5mg (2 comprimés le soir) et pour qui ces médicaments étaient écrasés, outre le fait que le TEGRETOL® LP ne soit pas écrasable, on retrouve dans sa composition de l'huile de ricin hydrogénée polyoxyéthylénée, excipient laxatif. Additionnés à cela, d'autres médicaments stimulant le transit comme le MESTINON® et le FORLAX®, l'INR de cette patiente n'atteignait pas l'objectif thérapeutique souhaité (entre 2 et 3) malgré la posologie de 10mg de COUMADINE® par jour. Toutefois, après substitution du TEGRETOL® LP par le TEGRETOL® suspension buvable, l'INR a enfin augmenté pour se trouver dans la fourchette thérapeutique voulue, permettant ainsi de réduire la posologie de la COUMADINE® à 6 mg par jour. Cette observation s'explique également par le fait que le TEGRETOL® (Carbamazépine) est un inducteur enzymatique, donc lors de sa libération massive par écrasement de forme LP, l'induction était si forte qu'une diminution de l'effet de l'antivitamine K par augmentation de son métabolisme hépatique par la carbamazépine s'observait.

ii) Pour le manipulateur

Les risques pour le manipulateur ne sont pas à négliger. En effet, ils sont bien réels et sont amplifiés par le caractère important et répétitif de cette opération. De plus, nombre du personnel soignant sont de jeunes femmes en âge de procréer, ce qui amène à une vigilance supplémentaire. En brisant l'enveloppe d'excipient qui protège un PA potentiellement nocif, le manipulateur s'expose à différents risques, par contact cutané et par inhalation(65).

On peut observer une réaction immédiate avec un effet irritant ou allergisant sur le manipulateur, mais aussi des effets à plus long terme et plus graves comme une carcinogénicité, une mutagénicité, et un risque pour la reproduction (risques CMR). Les médicaments cytostatiques sont l'exemple le plus connu, mais on peut citer également les inhibiteurs de la tyrosine kinase, l'hormonothérapie anti-cancéreuse, les antiviraux et les immunosuppresseurs. Lors de manipulation de substances dangereuses, l'absorption a lieu principalement par la peau, mais aussi par inhalation ou par ingestion (transfert des contaminants présents sur la main vers la bouche) quoique en quantité infime (66).

### *III.3.c) La conduite à tenir face à un patient qui ne peut pas avaler*

Il est important de sensibiliser le personnel soignant ayant la charge de distribuer les médicaments que la modification de la galénique des comprimés et gélules n'est pas une pratique anodine. Comme nous avons pu le voir précédemment, il est parfois pire d'administrer un traitement écrasé à un résident que de s'abstenir de le lui donner. Le message important à transmettre au personnel soignant est de toujours informer le médecin prescripteur et le pharmacien référent des troubles de déglutition d'un résident. Il peut s'agir d'un nouvel arrivant qui dès son entrée au sein de l'EHPAD est dans l'incapacité d'avaler les comprimés et gélules, ou d'un patient déjà présent dans l'établissement pour qui la capacité de déglutition s'est dégradée. Le médecin en collaboration avec le pharmacien référent pourra ainsi adapter l'ordonnance de ce patient à son état. C'est seulement grâce au personnel soignant réalisant l'acte d'administration que cette information peut remonter jusqu'au prescripteur et au pharmacien car ce sont les premières personnes à se rendre compte de ces problèmes de déglutition. En revanche, il est nécessaire de leur préciser que ce n'est pas à eux d'endosser la responsabilité de décision sur la possibilité d'écraser ou non le médicament, mais il est indispensable de les informer sur le sujet car ils sont en plein cœur de la problématique. Ils détectent la difficulté et ce sont eux qui observent et appliquent les mesures correctives et utilisent les alternatives mises en place parfois plus fastidieuses (passage à la forme buvable par exemple).

En ce qui concerne l'ordonnance, le médecin va alors revoir sa prescription en prenant en compte ce paramètre important de troubles de la déglutition.

D'une manière générale, même si un comprimé peut être écrasé ou une gélule ouverte, il faudra toujours préférer les autres formes galéniques du même médicament si elles existent comme les solutions buvables, les sachets, les comprimés orodispersibles, sublinguaux, les suppositoires, les dispositifs transdermiques ou en dernier recours la forme injectable. En effet, la régularité de la prise médicamenteuse sera ainsi mieux assurée. De cette manière, on s'affranchit des problèmes de stabilité posés par l'écrasement d'un comprimé ou l'ouverture d'une gélule, de la manipulation potentiellement nocive pour la personne en charge de cet acte. Enfin, la perte de temps inhérente au broyage ou à l'écrasement des formes galéniques solides est supprimée.

Le prescripteur peut s'aider des listes d'écrasement des médicaments existantes, je citerai notamment celle émise par l'Observatoire des Médicaments, des Dispositifs Médicaux et de l'Innovation Thérapeutique (OMEDIT) de Haute-Normandie nommée « Liste régionale des médicaments per os concernant l'écrasement des comprimés et l'ouverture des gélules », très complète et regroupant les autres listes existantes (62); en voici un aperçu :

| Spécialité | Dénomination(s) commune(s) de base | Formes galéniques | Recommandations | Remarque, explication | Alternative | Pertinence | Commentaire labo |
|---|---|---|---|---|---|---|---|
| Abilify 10 et 15mg | Aripiprazole | Comprimé orodispersible | | Laisser fondre sous la langue ou dans un verre d'eau | | 3 oui/3 + labo | Possibilité de le dissoudre dans l'eau et de boire la suspension |
| Abilify 5mg, 10 et 15mg | Aripiprazole | Comprimé | | | Abilify 10 mg cp orodispersible | 2 oui/4 + labo | N'est ni BR, ni LP donc rien ne s'y oppose mais aucune donnée (12/11/12) |
| Actifed rhume | Paracétamol, Pseudoéphédrine, Diphenhydramine | Comprimé | | D'après le BCF 2011 "à avaler tel quel avec une boisson (eau, lait, jus de fruit)" | | 1 non/1 + labo | Dans l'absolu oui mais on ne peut pas garantir l'absence d'interactions entre le comprimé écrasé et le support dans lequel on ajoute le cp écrasé. Il n'y a pas de problème si le support utilisé est de l'eau |
| Actiskenan 5mg, 10mg, 20mg et 30mg | Morphine | Gélule | | Stupéfiants. Ne pas écraser les granules. Mélanger avec un aliment semi-solide (purée, confiture, yaourt) (info 2011) | | 10 oui/10 | |
| Actonel 5mg et 35mg | Risedronate | Comprimé pelliculé | | Ne pas croquer, ne pas laisser fondre dans la bouche. A administrer à distance des repas. Ne pas s'allonger dans les 30 min suivant la prise. Ne pas administrer le comprimé écrasé sans sonde car risque d'œsophagite. Interactions avec les cations polyvalents (calcium, fer, aluminium, magnésium...) (info 2011) | Sur avis et prescription médicale : Protelos 2g, granulés pour susp buv en sachet | 0 non/0 | |

Figure 5 : Extrait de : « Liste régionale des médicaments per os concernant l'écrasement des comprimés et l'ouverture des gélules », par l'OMEDIT de Haute-Normandie (62)

Cette liste nous renseigne donc sur la possibilité d'écraser un comprimé ou d'ouvrir une gélule en nous indiquant la raison et la fiabilité de l'information (colonne « Pertinence »). Elle nous donne aussi des conseils d'administration comme le type d'aliment à éviter pour former le véhicule d'administration de la poudre obtenue, le caractère instable de certains PA devant donc être écrasés au dernier moment, etc… Aussi, une colonne nous renseigne sur les alternatives existantes si une forme solide n'est pas modifiable, il est indiqué une autre forme galénique plus appropriée, ou éventuellement une autre spécialité plus appropriée (écrasable ou existant sous une autre forme galénique) se rapprochant du médicament initial (65).

Il est à noter que les médicaments contenus dans cette liste sont très souvent les médicaments princeps ; lorsqu'il existe un médicament générique pour certaines de ces spécialités, il n'est pas exclu que la forme galénique soit légèrement différente et fausse la conduite à tenir en cas d'ouverture de gélule ou d'écrasement de comprimé. Pour illustrer ce fait, prenons l'exemple de l'Effexor® (Venlafaxine) LP 75mg et 37,5mg en gélule : le médicament princeps est sous forme de gélule contenant des microgranules à libération prolongée à système réservoir de diamètre pouvant aller de 0,85 à 1,76 mm, la liste publiée par l'OMEDIT de Haute-Normandie nous informe qu'il est possible d'ouvrir ces gélules sans écraser les sphéroïdes qu'elles contiennent. Or, pour certains génériques comme celui du laboratoire MYLAN, la Venlafaxine est une gélule à l'intérieur de laquelle on trouve 2 petits comprimés assurant la libération prolongée, et non pas les nombreux sphéroïdes contenus dans le médicament princeps, ce qui dans la pratique fait que le patient ayant des difficultés de déglutition ne peut pas avaler ce médicament malgré l'ouverture de la gélule. Ce type d'information peut remonter jusqu'au pharmacien grâce au personnel soignant, qui est directement confronté à ces problèmes pratiques. Pour ce type d'exemple, il faudra faire figurer la mention « non substituable » pour l'Effexor® afin que l'administration puisse se faire convenablement pour un patient ayant du mal à déglutir. A l'inverse, la forme générique peut aussi rendre plus aisée la prise, avec l'exemple de l'Inexium® : il est présenté sous forme de comprimés contenant des microgranules gastrorésistants et peut être administré en laissant le comprimé se déliter dans un verre d'eau, alors que le médicament générique Esoméprazole commercialisé par certains laboratoires est sous forme de gélule contenant des microgranules gastrorésistants, il y a donc simplement à ouvrir la gélule pour l'administrer au résident ayant du mal à déglutir.

Enfin, il est indispensable que le prescripteur mentionne sur l'ordonnance « médicaments à écraser », témoignant du fait que le facteur trouble de la déglutition a bien été pris en compte et étudié. Cette mention sera également reportée sur les fiches de traitement des résidents utilisées par les personnes administrant les médicaments, leur assurant alors qu'ils peuvent modifier la galénique des comprimés et des gélules sans problème, et qu'il n'est pas nécessaire de faire remonter l'information sur le trouble de déglutition de cette personne puisqu'il est déjà connu et pris en compte par le médecin et le pharmacien.

### *III. 3.d) Les modalités pratiques*

L'ouverture des gélules ne nécessite pas de techniques particulières, en revanche l'écrasement des comprimés peut être effectué par différents systèmes :

- Le mortier et le pilon

Ce système, le plus simple qui soit, est pourtant peu utilisé car il nécessite beaucoup de force pour écraser certains comprimés, et le système n'étant pas fermé, on risque de perdre un comprimé et d'inhaler certains PA toxiques.

- L'écrase comprimé type Comed®

Il suffit simplement de placer le comprimé à écraser dans le réceptacle transparent, puis d'y visser la partie bleue en tournant simplement ce gros écrou pour transformer en poudre les comprimés. Ce système est plus couramment utilisé que le mortier et le pilon car on ne perd moins de matière, et le système est fermé, ce qui réduit le risque d'inhalation de poudre par le manipulateur.

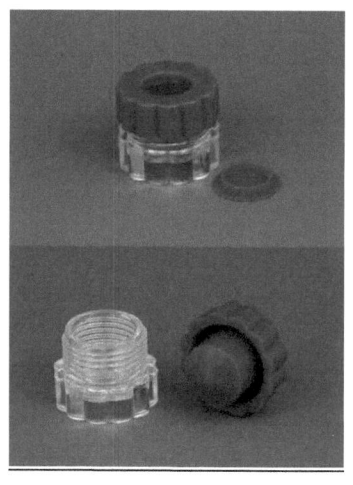

Figure 6 : Ecrase comprimé Comed® (67)

En revanche, leur usage répété n'est pas adapté pour le personnel soignant car ils peuvent provoquer des douleurs tendino-musculaires en cas d'utilisation trop fréquente.

- Ecrasement sous sachet type Silent Knight®

Avec ce système, le comprimé est placé dans un sachet en polyéthylène de basse densité, normalement à usage unique (68). Le sachet est ensuite glissé dans l'appareil, puis une pression sur le manche est exercée et le comprimé est ainsi réduit en poudre. Ce système présente l'avantage d'un effort

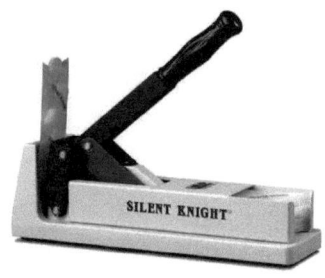

Figure 7 : Système Silent Knight® (69)

physique réduit pour écraser le comprimé, mais aussi et surtout du sachet à usage unique, qui évite le risque de contamination croisée entre deux administrations et confère une meilleure hygiène et sécurité.

Concernant le matériau utilisé pour la conception des sachets, le polyéthylène de basse densité semble un bon choix car ses propriétés de rigidité et de résistance font qu'il n'est pas nécessaires d'ajouter des phtalates ou du bisphénol A, molécules toxiques qui pourraient se retrouver incorporées à la poudre de médicament étant donné que l'on compresse ce sachet.

- Broyeur de comprimés électrique type Severo®

Pour pallier aux douleurs tendino-musculaires dus à l'écrasement manuel répété des médicaments, il existe ce système, totalement électrique et automatique. La marque Severo® revendique un broyage en 8 secondes des comprimés, même pour les plus durs.

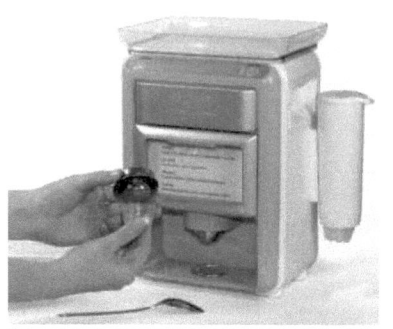

Figure 8 : Broyeur électrique Severo® (70)

Son utilisation est assez facile : le comprimé est placé dans une coupelle en plastique de la même marque (le type de plastique n'est pas communiqué) à usage unique. Un pileur métallique est ensuite placé dans cette même coupelle par-dessus le comprimé déjà présent. L'ensemble est placé sur le plateau prévu à cet effet dans la machine, puis une protection est abaissée afin de rendre le système clos. Le médicament est alors broyé en quelques secondes et la dispersion de poudre dans l'air est quasi nulle. Le manipulateur peut ainsi rajouter le véhicule alimentaire directement dans la cupule et l'administrer au patient sans perte de poudre, ni souillage de l'alimentation du résident. Le broyeur est alimenté par batterie rechargeable, il est donc tout à fait positionnable sur le chariot de distribution des médicaments.

En pratique, le personnel qui modifie la galénique des comprimés et gélules doit respecter plusieurs règles quant au bon déroulement de cette pratique.

Premièrement, il ne faut pas introduire dans le même récipient ou sachet d'écrasement plusieurs comprimés différents: en effet il peut y avoir des interactions/incompatibilités chimiques entre les différents PA et/ou excipients que nous ne pouvons anticiper. En pratique, cela semble impossible compte-tenu du temps imparti à la distribution des médicaments, raison supplémentaire pour laquelle l'écrasement des formes sèches doit toujours être minimisé et l'utilisation d'autres formes galéniques préférée.

En cas d'usage de système réutilisable, il est absolument fondamental de nettoyer l'écrase comprimé ou le récipient dans lequel le comprimé est écrasé, entre chaque patient: le risque de contamination croisée est très élevé et s'il reste des traces de poudre, c'est comme si on administrait le mauvais médicament à la mauvaise personne. Les systèmes à usage unique doivent également être respectés.

D'autre part, les comprimés doivent être écrasés et les gélules ouvertes de façon extemporanée, c'est-à-dire au dernier moment. En effet il faut éviter d'écraser les comprimés à l'avance car certains PA peuvent être instables à l'air, l'humidité, ou la lumière. Une fois de plus, ce n'est pas toujours réalisable faute de temps et pour ces médicaments sensibles aux agents extérieurs, on évitera autant que possible leur écrasement, comme par exemple le Furosémide, photosensible, pour lequel on passera systématiquement à la forme buvable avec la spécialité Lasilix® solution buvable.

Le manipulateur doit porter des gants et si possible un masque pour broyer les comprimés ou ouvrir les gélules pour des raisons d'hygiène et de protection. Il est également nécessaire de se laver les mains avant et après manipulation des poudres de médicaments.

La poudre de médicament obtenue doit être administrée dans de l'eau gélifiée de préférence qui constitue le véhicule le plus neutre qui soit d'un point de vue chimique, ou alors dans de la compote, de la confiture, du yaourt en vérifiant que ce ne soit pas incompatible pour des questions de pH, de chélation ou autre. En outre, il est très important de ne pas souiller la nourriture du résident en y incorporant la poudre de médicament dans la totalité de son repas, car si le résident ne le termine pas, toute la dose n'aura pas été administrée et de plus, les médicaments écrasés ont souvent un gout très désagréable et peuvent gâcher son repas, or il est très important que la personne âgée garde le plaisir de manger, le cas contraire pouvant conduire à une dénutrition et à un retentissement psycho-social (63).

Enfin pour terminer, concernant le bon usage des formes orales solides en général, il faut éviter de couper un comprimé sans rainure : la division est difficile, les parts non égales ce qui peut conduire à une erreur de dosage. Il est également préférable d'utiliser si possible un coupe comprimé. En effet, une étude publiée dans *the Journal of American Medical Association* (JAMA) montre que la scission imparfaite des comprimés entraîne une variation de la dose entre 9 % et 37 % de la valeur théorique. Ces fluctuations importantes de la dose administrée (sous ou surdosage) peuvent avoir un retentissement cliniquement significatif, en particulier pour des médicaments avec une marge thérapeutique étroite tels que la warfarine, la digoxine ou la théophylline (71).

# Deuxième partie

## Etude du problème dans quatre EHPAD de l'Isère

Lors de la réalisation de cette thèse, je suis entrée en contact avec quatre EHPAD de l'Isère, afin de leur présenter mes travaux et l'intérêt qu'ils pouvaient apporter à la sécurisation du circuit du médicament au sein de leur établissement. Tous ont accepté la proposition, et c'est par l'intermédiaire de différents interlocuteurs (infirmier coordinateur, directeur de l'établissement ou médecin coordonnateur) que cette collaboration commença.

**I/ Description et présentation de ces quatre EHPAD**

Par souci d'anonymat, nous nommerons ces EHPAD par numéro.

**I.1) Situation géographique et fonctionnement de l'EHPAD**

L'EHPAD n°1 et l'EHPAD n°2 sont tous deux situés dans une ville de l'agglomération grenobloise comptant environ 17 500 habitants.

L'EHPAD n°3 est situé en milieu très rural, dans un petit village du centre-Isère de 500 habitants.

Enfin l'EHPAD n°4 est en milieu rural également dans un village du centre-Isère de presque 3000 habitants.

Tous ces EHPAD sont divisés en différents secteurs ; tous ont un secteur unité psychogériatrique (UPG) où séjournent les résidents pour lesquels un état de démence avancé est constaté, comme par exemple ceux souffrant de la maladie d'Alzheimer et de troubles apparentés, rendant l'administration des médicaments parfois difficile pour certains de ces résidents. L'EHPAD n°3 dispose aussi d'une unité accueillant des personnes déficientes intellectuelles vieillissantes.

Ces quatre EHPAD ne disposent pas de pharmacie à usage intérieur ; ils travaillent donc avec une ou plusieurs officines. La présence du pharmacien référent est très marquée dans les EHPAD n°1 et 2, mais en revanche est quasi inexistante pour l'EHPAD n°3 et 4. Le pharmacien référent des EHPAD n°1 et 2 avait déjà étudié les prescriptions des résidents ayant des difficultés de déglutition et optimisé ces dernières.

### I.2) Les résidents

Voici pour chaque EHPAD la répartition hommes/femmes des résidents, l'âge moyen ainsi que le nombre de résidents en UPG.

| EHPAD | Total | | Hommes | | | Femmes | | | UPG | |
|---|---|---|---|---|---|---|---|---|---|---|
| | n | Age moyen | n | % | Age moyen | n | % | Age moyen | n | % |
| EHPAD n°1 | 54 | 90 ans | 12 | 22% | 88 ans | 42 | 78% | 90 ans | 12 | 22% |
| EHPAD n°2 | 80 | 87 ans | 19 | 24% | 85 ans | 61 | 76% | 87 ans | 28 | 35% |
| EHPAD n°3 | 80 | 82 ans | 19 | 24% | 82 ans | 61 | 76% | 82 ans | 14 | 18% |
| EHPAD n°4 | 79 | 83 ans | 27 | 34% | 81 ans | 52 | 66% | 84 ans | 29 | 37% |

Tableau 4 : Démographie des résidents des 4 EHPAD étudiés.

Si l'on compare ces valeurs à celles citées en première partie (âge moyen de 86 ans et 80% de femmes), on se rend compte qu'elles sont pour la plupart analogues et donc que nos quatre EHPAD sont représentatifs de l'ensemble de ces établissements en France (18).

### I.3) Résidents ayant des difficultés de déglutition

Je me suis ensuite penchée sur les résidents ayant des difficultés de déglutition et pour lesquels la galénique des médicaments est modifiée en vue de leur administration ; en terme d'importance de ce phénomène, les chiffres sont les suivants :

| EHPAD | Résidents pour lesquels la galénique des médicaments est modifiée en vue de leur administration | | |
|---|---|---|---|
| | n | % | Age moyen |
| EHPAD n°1 | 12 | 22,2% | 90 ans |
| EHPAD n°2 | 19 | 23,8% | 87 ans |
| EHPAD n°3 | 13 | 16,3% | 84 ans |
| EHPAD n°4 | 29 | 36,7% | 86 ans |

Tableau 5 : Pourcentage et âge moyen des résidents ayant des difficultés de déglutition au sein des 4 EHPAD.

Nous avions vu auparavant qu'environ 30 à 50 % des personnes âgées en institution étaient atteintes de troubles de la déglutition (21, 22) ; nous pouvons observer que nous sommes en dessous de ces valeurs pour trois de nos EHPAD, voire même de moitié pour l'un d'eux (EHPAD n°3) mais que la 4$^e$ est dans cette moyenne nationale. En revanche, on constate que l'âge n'est pas toujours lié aux troubles de la déglutition puisque l'âge moyen des patients ayant des difficultés à avaler est assez proche voire même similaire à l'âge moyen des résidents de l'établissement.

## II/ Analyse des prescriptions des résidents présentant des troubles de déglutition

Les prescriptions des résidents pour lesquels les formes orales solides sont modifiées en vue de leur administration ont ensuite été étudiées une par une, et des suggestions de modifications de prescriptions ont été faites lorsque cela s'avérait nécessaire, comme par exemple un passage à une forme buvable, sachets, comprimés orodispersibles, etc...

Le nombre de lignes thérapeutiques figurant sur chaque prescription ainsi que celles pour lesquelles la galénique du traitement est modifiée, ont été relevées afin d'établir un rapport entre ces 2 valeurs. Ce rapport qui traduit si des alternatives galéniques sont employées ou non, plutôt que d'écraser un comprimé ou d'ouvrir une gélule.

| EHPAD | Nombre de prescriptions étudiées | Nombre moyen de lignes thérapeutiques par prescription | Nombre moyen de lignes thérapeutiques à galénique modifiée par prescription | Pourcentage moyen de lignes thérapeutiques à galénique modifiée sur la totalité des lignes d'une prescription |
|---|---|---|---|---|
| EHPAD n°1 | 12 | 5,9 | 3,8 | 60% |
| EHPAD n°2 | 19 | 6,2 | 2,6 | 43% |
| EHPAD n°3 | 13 | 6,4 | 4 | 65% |
| EHPAD n°4 | 29 | 7,7 | 5,4 | 73% |

Tableau 6 : Analyse du nombre de lignes thérapeutiques par prescription et de celles à galénique modifiée pour leur administration.

On constate que le nombre des médicaments dont la galénique est modifiée pour leur administration est variable suivant les EHPAD. Le taux pour l'EHPAD n°2 est plutôt faible tandis que celui de l'EHPAD n°4 est très élevé, signe que les alternatives galéniques sont très peu, voire pas du tout utilisées dans l'EHPAD n°4. Ces valeurs sont en lien avec la présence du pharmacien référent. En effet, lorsqu'il est présent, il minimise autant que possible le nombre de modification de galénique des formes orales solides pour leur administration, en favorisant le passage à d'autres formes galéniques plus appropriées. Cette analyse est néanmoins à nuancer car certaines lignes thérapeutiques ne possèdent pas d'alternatives galéniques et il n'y a pas de contre-indications à leur écrasement ou leur ouverture.

En cas de problèmes posés par l'écrasement d'un comprimé ou l'ouverture d'une gélule, le niveau de gravité a ensuite été classé en différents grades :

- **Grade I** : Modification de la forme galénique des comprimés et des gélules **contre-indiquée**
    - **I.a** : Modification de la forme galénique des comprimés et des gélules contre-indiquée car sa **forme galénique l'interdit** (formes à libération prolongée, formes gastrorésistantes, comprimés sublinguaux, etc...)
    - **I.b** : Modification de la forme galénique des comprimés et des gélules contre-indiquée car **toxique pour le manipulateur**.

- o **I.c** : Modification de la forme galénique des comprimés et des gélules contre-indiquée car **toxique pour le patient** (toxicité locale, non systémique)
- **Grade II** : Modification de la forme galénique des comprimés et des gélules **à éviter** puisqu'une **alternative galénique** existe
- **Grade III** : Modification de la forme galénique des comprimés et des gélules **possible** mais en **précisant des conseils pour l'administration** (ne pas écraser les microgranules contenus dans la gélule, écraser au dernier moment car le PA est photosensible, laisser se disperser le comprimé sans écraser les microgranules, etc...).

| EHPAD | Nombre total de lignes thérapeutiques à galénique modifiée | Lignes à grade Ia | | Lignes à grade Ib | | Lignes à grade Ic | | Lignes à grade II | | Lignes à grade III | |
|---|---|---|---|---|---|---|---|---|---|---|---|
| | | n | % | n | % | n | % | N | % | N | % |
| EHPAD n°1 | 45 | 5 | 1% | 0 | 0% | 0 | 0% | 16 | 35,5% | 5 | 11,1% |
| EHPAD n°2 | 49 | 2 | 4% | 0 | 0% | 1 | 2% | 0 | 0% | 8 | 16,3% |
| EHPAD n°3 | 53 | 4 | 7,5% | 2 | 3,7% | 2 | 3,7% | 16 | 30,1% | 11 | 20,8% |
| EHPAD n°4 | 157 | 24 | 15% | 2 | 1,2% | 2 | 1,2% | 53 | 33,8% | 26 | 16,6% |

Tableau 7 : Analyse et graduation des différents problèmes posés par la modification de la galénique des formes orales solides pour leur administration.

La présence du pharmacien référent est nettement plus illustrée dans ce tableau puisque le nombre de lignes thérapeutiques dont la modification de la galénique est contre-indiquée est clairement plus élevé dans les EHPAD n°3 et 4 dans lesquels le pharmacien référent est moins présent. Des alternatives ont donc été proposées et adoptées pour ces lignes-ci. On constate également que les médicaments écrasés pour lesquels il existe une alternative thérapeutique sont nombreux, en moyenne 30 % de l'ordonnance, excepté dans l'EHPAD n°2 (0 %). Les alternatives se traduisent souvent par un passage aux formes buvables ce qui implique une modification de l'organisation de la préparation et de la distribution des traitements. Par conséquent, une méthode adaptée doit être mise en place au sein de ces établissements pour favoriser l'utilisation accrue de formes galéniques buvables, lorsque celle-ci est possible, et pour laquelle une réticence est parfois observée. Il est pourtant nécessaire d'opérer ces changements pour éliminer au maximum la pratique de l'écrasement des comprimés et d'ouverture des gélules et tous les inconvénients, risques et dangers qui lui sont liés.

## III/ Conclusion

Si l'on compare notre étude à d'autres réalisées dans divers établissements comme les hôpitaux et plus particulièrement les services de gériatrie et de soins longue durée (SLD), on constate que le broyage des comprimés est une pratique à risque, courante en gériatrie où environ 1 patient sur 3 est concerné. Les enquêtes menées par l'Assistance Publique des Hôpitaux de Paris (AP-HP) (72) et par le Centre Hospitalier Universitaire (CHU) de Rouen (73) confirment ces 30 % de patients concernés dans les services de gériatrie. La sécurisation de cette pratique repose donc sur la modification des prescriptions afin de substituer les spécialités dont la galénique ne doit pas être modifiée par des formes plus adaptées. Une des autres difficultés rencontrées est la communication de l'information entre infirmiers, AS et médecins prescripteurs / pharmaciens référents. Enfin, il apparaît essentiel que le personnel soignant soit bien informé sur les différentes formes galéniques et sur les risques liés à l'écrasement.

# Troisième partie

# Formation du personnel soignant au sein de ces quatre EHPAD

L'intervention au sein de nos quatre EHPAD s'est poursuivie par l'instauration d'une formation destinée au personnel soignant distribuant les traitements aux résidents.

## I/ But de la formation

La formation mise en place a pour but d'informer et de sensibiliser le personnel soignant distribuant les traitements aux différentes formes galéniques orales solides existantes et à leur bonne utilisation (mode d'administration des comprimés sublinguaux par exemple) ainsi qu'à la pratique de l'écrasement des comprimés et d'ouverture des gélules en y présentant les différents risques encourus pour les résidents et pour eux-mêmes. En effet, le fait d'expliquer au personnel soignant les dangers de cette pratique permet de mieux les impliquer au sein de la sécurisation du circuit du médicament pour qu'ils puissent appliquer les recommandations faites autour de cet acte en toute connaissance de cause, en se rendant compte et en comprenant que modifier la galénique d'un médicament est loin d'être un geste anodin.

## II/ Matériel et méthode

### II.1) Forme de la formation

Le support de formation utilisé est un diaporama animé sous forme de fichier *Powerpoint* contenant 30 diapositives et durant environ 25 minutes.

Des images, des animations et des vidéos ont été ajoutées afin de rendre le support ludique et pédagogique ; à certains moments la personne formée est sollicitée lors de menu à choix multiples pour découvrir une catégorie de forme galénique par exemple.

Le fichier a également été mis sur une clé USB distribuée à la fin de la formation aux personnes y ayant assistées afin qu'elles puissent revoir la formation de façon plus approfondie si elles le souhaitent. Ce fichier est accompagné d'un enregistrement de ma voix expliquant les différents points de la formation, ainsi la personne a autant de précisions et d'explications qu'au cours de la session à laquelle elle a assisté.

La clé USB est présentée dans un boitier rappelant l'intitulé de cette thèse :

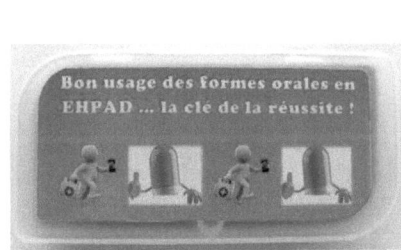
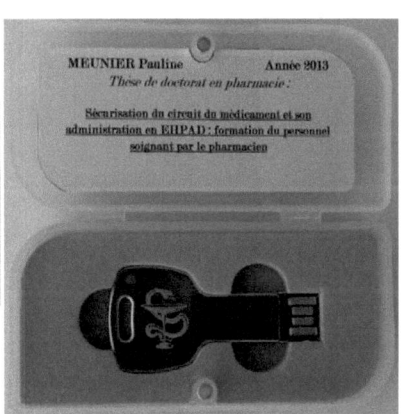

Figure 9 : Extérieur du boitier     Figure 10 : Intérieur du boitier

## II.2) Fond de la formation

Pour cette formation, il a été décidé de fournir des informations et des explications les plus claires et simples possibles et ainsi d'insister davantage sur les points importants. En effet, les personnes assistant à cette formation sont des professionnels de santé ayant peu de notion sur la galénique des médicaments voire même aucune pour certaines ; il est donc très important de fournir des explications claires, simplifiées parfois présentées de façon pédagogique pour que les personnes comprennent facilement et aient envie de suivre cette formation.

La formation s'intitule « Modifications de la galénique des comprimés et gélules pour leur administration…Une pratique pas si anodine… » et a été divisée en 3 parties :

- 1$^{ère}$ partie : «C'est quoi un comprimé? » :

Dans cette partie sont présentées les bases de galénique et de pharmacologie : la définition du terme galénique, la notion de PA et d'excipients, le devenir d'un médicament dans l'organisme avec les différents sites d'absorption possibles et enfin les différents systèmes galéniques existants de comprimés et de gélules, avec à chaque fois des exemples et des schémas explicatifs lorsque cela s'avère nécessaire.

- 2ᵉ partie : « Je coupe ou j'écrase un comprimé, quels sont les risques ? » :

Au cours de cette 2ᵉ partie sont énumérés et expliqués les différents risques liés à l'écrasement pour le patient et pour le manipulateur.

- 3ᵉ partie : « Comment dois-je faire alors devant un patient qui ne peut pas avaler ? » :

Enfin, dans cette dernière partie, il est tout d'abord expliqué au personnel soignant qu'il faut toujours informer le médecin prescripteur et le pharmacien référent des difficultés d'un résident à avaler les médicaments avant d'écraser son traitement. C'est le message le plus important à faire passer lors de cette formation. Il faut également déresponsabiliser le personnel soignant de la décision de modifier ou non la galénique du traitement en vue de son administration. Ce n'est pas lui de décider si oui ou non c'est possible, mais son rôle est surtout de transmettre l'information au prescripteur afin qu'il puisse adapter son traitement. Dans cette dernière partie, il est tout de même expliqué au personnel soignant quelles sont les formes galéniques contre-indiquées à l'écrasement ou à l'ouverture en précisant bien qu'il y a des exceptions et qu'une réflexion au cas par cas est nécessaire. La « Liste régionale des médicaments per os concernant l'écrasement des comprimés et l'ouverture des gélules », émise par l'OMEDIT de Haute-Normandie est aussi présentée afin de faire connaître cet outil de travail facile d'utilisation. Pour finir les recommandations pratiques concernant l'écrasement des comprimés et l'ouverture des gélules sont présentées, comme par exemple ne pas écraser plusieurs comprimés en même temps, nettoyer le broyeur de comprimé entre chaque administration à des résidents différents, éviter d'écraser les comprimés à l'avance, porter des gants et un masque, le véhicule à utiliser préférentiellement pour administrer la poudre, etc...

**II.3) Mise en place de la formation**

L'inclusion des formations dans le planning du personnel soignant n'a pas toujours été chose facile ; en général, elles ont été planifiées en début d'après-midi lors de la transition équipe matin / après-midi. Dans un de nos 4 EHPAD, une $2^e$ session de formation a été organisée afin de pouvoir toucher quasiment tout le personnel soignant de l'établissement.

Les personnes invitées à la formation étaient toutes celles distribuant les traitements ou aidant à la prise du médicament, comme les infirmiers, les aides-soignants, les aides médico-psychologiques, les agents de soins, les élèves infirmiers et élèves aides-soignants, mais aussi d'autres personnes parfois simplement spectatrices comme le médecin coordonnateur, le pharmacien référent ou encore le directeur d'établissement.

Lors de mes deux premières formations effectuées, le diaporama a été diffusé avec l'enregistrement de ma voix, comme sur le support final distribué, mais j'ai constaté que l'attention des personnes s'en trouvait diminuée au fil de la présentation et les échanges, bien qu'existants à la fin, étaient réduits. J'ai donc décidé pour les 3 suivantes de présenter les formations moi-même, à l'oral. J'ai pu observer que les personnes étaient plus attentives et que les échanges pouvaient se faire plus facilement au cours de la présentation quand un point était mal compris ou interloquait les personnes.

A la fin de la présentation un questionnaire a été distribué aux personnes ayant assistées à la formation, afin d'évaluer leur niveau de connaissance avant la formation, leurs habitudes sur ce sujet, si la formation les avait satisfaites et quels points avaient été les plus importants pour elles. Ce questionnaire est présenté en annexe n°2.

## **III/ Résultats**

La formation a été présentée au total à 59 personnes et fut très bien accueillie dans chacun des établissements. Les échanges avec le personnel soignant ont été très enrichissants pour moi car ils expriment les difficultés auxquelles il peut être confronté au quotidien, les questions qu'il se pose et la possibilité ou non de mettre en place des mesures plus adaptées.

La répartition des personnes ayant assistées à la formation selon le poste occupé au sein de la résidence est la suivante :

| Qualification | Pourcentage ayant assisté à la formation |
|---|---|
| Infirmier(e) | 23,7 % |
| Aide-soignant(e) | 47,5 % |
| Autre | 23,7 % |
| Élève infirmier(e) | 3,4 % |
| Élève aide-soignant(e) | 1,7 % |

Tableau 8 : Qualification des personnes ayant assistées à la formation

Dans la catégorie « Autres », on retrouve les AMP, les ASH, et le médecin coordonnateur pour un des EHPAD.

Les résultats du questionnaire sont les suivants :

- ***Question 2 :*** *Depuis combien de temps exercez-vous cette profession ?*

    **49,2 %** : Moins de 5ans      **22 %** Entre 5 et 10 ans

    **8,5 %** Entre 10 et 20 ans      **20,3 %** Plus de 20 ans

- **_Question 3 :_** *Lors de votre formation, aviez-vous abordé la question de l'écrasement des formes solides ?*

    40,7 % **Oui**                    59,3 % **Non**

- **_Question 4 :_** *Lors de votre parcours professionnel, vous a-t-on déjà parlé des risques encourus par l'écrasement des formes solides ?*

    40,7 % **Oui**                    59,3 % **Non**

    *Si oui, qui l'a fait ?* : **Pharmacien, Médecin coordonnateur, Infirmier**

- **_Question 5 :_** *Vous est-il déjà arrivé de devoir écraser un traitement pour un patient ?*

    74,6 % **Oui**                    25,4 % **Non**

    *Si oui, en avez-vous informé le médecin ou le pharmacien ?*

    22,7 % **Oui**                    77,3 % **Non**

    *Si non, pourquoi ?*

| | | | |
|---|---|---|---|
| 14,7 % | Je pensais qu'ils étaient déjà au courant | 17,6 % | Manque de visite et/ou de possibilité de communication avec eux |
| 53 % | Je ne pensais pas que cela aurait une influence sur la prescription | 14,7 % | Autre, précisez |

- **_Question 6 :_** *Pensez-vous que le pharmacien référent de l'établissement est assez présent et disponible au sein de la résidence, pour répondre à vos questions concernant les médicaments et leur bonne administration?*

**61 % Oui**            **39 % Non**

- ***Question 7 :*** *La formation vous a-t-elle appris quelque chose ?*

**100 % Oui**            **0 % Non**

*Si oui, quelle partie vous a le plus appris ?*

| | |
|---|---|
| **11,9 %** | Première partie : Composition et différents types de formes solides |
| **50,8 %** | Deuxième partie : Les risques liés à l'écrasement |
| **37,3 %** | Troisième partie : Les types de formes solides ne s'écrasant pas et l'écrasement en pratique |

- ***Question 8 :*** *Aviez-vous connaissance que l'écrasement des formes solides pouvait être dangereux pour le patient :*

| | | |
|---|---|---|
| Par toxicité locale ? | **47,5 % Oui** | **52,5 % Non** |
| Par surdosage en médicament écrasé ? | **42,4 % Oui** | **57,6 % Non** |
| Par sous-dosage en médicament écrasé ? | **49,2 % Oui** | **50,8 % Non** |
| Par modification de l'absorption des autres médicaments administrés en même temps ? | **44,1 % Oui** | **55,9 % Non** |

- ***Question 9 :*** *Aviez-vous connaissance que l'écrasement des formes solides pouvait parfois être dangereux pour le manipulateur :*

| | | |
|---|---|---|
| Par effet irritant ? | **39 % Oui** | **61 % Non** |

Par effet tératogène chez les femmes enceintes ?   27,1 % **Oui**   72,9 % **Non**

Par effet cancérigène?   22 % **Oui**   78 % **Non**

- ***Question 10*** : *Connaissiez-vous la liste de référence renseignant sur la possibilité d'écraser ou non un médicament ?*

    11,9 % **Oui**              88,1 % **Non**

    *Si oui, l'avez-vous déjà utilisée ?*

    71,4 % **Oui**              28,6 % **Non**

- ***Question 11 :*** *Concernant la pratique, pensez-vous que les recommandations mentionnées à la fin de la formation soient applicables quotidiennement au sein de votre activité ?*

    79,7 % **Oui**              20,3 % **Non**

    *Si non, précisez celles qui vous paraissent non applicables :*
    **Ecraser les médicaments et les administrer un par un, écraser les médicaments au dernier moment.**

- ***Question 12 :*** *Etes-vous satisfait(e) du support de présentation ?*

    100 % **Oui**               0 % **Non**

## IV/ Interprétation des résultats et discussions

A travers les réponses à ce questionnaire, on constate que le personnel soignant est en général plutôt jeune, puisque près de la moitié d'entre eux (49,2 %) a moins de 5 années d'expérience professionnelle et 22 % entre 5 et 10 années.

Pour autant qu'il s'agisse alors de formation plutôt récente, plus de 59,3 % des personnes n'ont jamais abordé la question de la modification de la galénique des formes orales solides, ni lors de leur formation scolaire, ni lors de leur parcours professionnel ; pour celles ayant répondu oui (40,7 %) il s'avère que le sujet a été abordé avec un pharmacien, un médecin coordonnateur ou encore un IDE.

La question n°5 nous confirme que l'écrasement des comprimés et l'ouverture des gélules est une pratique très courante, puisque quasiment 75 % (74,6 %) ont déjà eu recours à cette pratique pour administrer un traitement à un résident ; les 25 % n'ayant pas eu recours à cette pratique sont des élèves IDE et élèves AS, et des ASH qui aident en principe seulement à la prise alimentaire. Parmi les 75 % ayant déjà effectué cette pratique, seulement 23 % en ont informé le médecin ou le pharmacien ; les 77 % ne l'ayant pas fait s'explique, pour la plupart (53 %), parce qu'elles ne pensaient pas que cette pratique pourrait avoir une influence sur la prescription. Cette réponse traduit bien un manque crucial d'informations sur le sujet du personnel soignant.

61 % jugent que le pharmacien référent de l'établissement est assez présent et disponible au sein de la résidence ; parmi ces 61 %, 95 % travaillent dans l'EHPAD n°1 & 2, où le pharmacien est effectivement très présent.

La totalité des personnes formées déclare avoir appris grâce à cette formation, ce qui montre bien l'intérêt qu'elle a pu susciter. 50,8 % ont le plus appris grâce à la 2$^e$ partie concernant les risques liés à l'écrasement, et 37, 3 % avec la 3$^e$ partie traitant des différents types de formes solides ne pouvant pas être modifiées et des modalités pratique liées à cet acte.

A partir des réponses aux questions 8 et 9 rendant compte des connaissances sur le sujet avant la formation, on constate que les personnes avaient plus de notions de risques pour le patient (environ 40 % en avaient connaissance) que pour le manipulateur ; les effets cancérigènes et tératogènes sont moins connus que l'effet irritant pour le manipulateur.

Il est observé que très peu de personnes avait connaissance de la liste de référence avant la formation (11,9 %) mais que parmi cette petite fraction plus de 71,4 % l'ont déjà utilisée ce qui traduit sa facilité d'utilisation et l'implication de certaines personnes sur le sujet.

La question n°11 nous démontre la motivation du personnel soignant à adopter de meilleures habitudes pratiques, car près de 80 % pensent pouvoir appliquer les recommandations citées à la fin de la formation, qui sont pourtant parfois des mesures lourdes comme écraser les comprimés et les administrer un par un ou encore ne pas les écraser à l'avance ; ce sont bien souvent les points mentionnés comme un frein par les personnes ayant répondu négativement à cette question.

Enfin, il semblerait que le support de présentation ait pleinement satisfait l'auditoire de par la réponse à la question 12 (100 %) et de par les réactions positives survenues au cours des formations. Lors de celle effectuée dans l'EHPAD n° 3, un directeur d'un autre d'EHPAD situé non loin de celle-ci était présent et m'a fait part de son intérêt à ce que j'effectue la formation au sein de son établissement.

# Conclusion

**THESE SOUTENUE PAR : Pauline MEUNIER**

**TITRE :**

Sécurisation du circuit du médicament et son administration dans les EHPAD : formation du personnel soignant par le pharmacien

## CONCLUSION

Le succès d'une sécurisation du circuit du médicament repose beaucoup sur la communication entre professionnels de santé, que ce soit sur l'information donnée au personnel administrant les traitements que sur la remontée d'information par ce dernier sur l'état du résident, comme par exemple un trouble de déglutition. La sécurisation du circuit du médicament au sein d'un EHPAD est un point capital pour garantir la santé du résident. Le pharmacien joue un rôle très important de par sa mission de dispensation du médicament que l'on connait bien, mais également comme nous avons pu le constater au cours de ces travaux, de par son rôle potentiel de formateur du personnel soignant sur la bonne utilisation des médicaments. En effet, il est le professionnel de santé spécialiste du médicament, c'est donc lui qui est le mieux à même d'informer des règles de son bon usage et de fournir les explications relatives aux conséquences qui peuvent survenir si celles-ci ne sont pas respectées.

Le personnel soignant administrant les traitements (IDE, AS, AMP, ASH) a des connaissances incomplètes et un manque d'informations claires à ce sujet. Lors des formations de ces professions, il serait bon d'y évoquer pour certaines (AMP, ASH) et d'insister pour d'autres (IDE, AS) sur la pratique d'écrasement des comprimés et d'ouverture des gélules.

Aussi, le bon accueil et l'attention portés par le personnel soignant à cette formation traduit le fait qu'il est très demandeur d'informations sur ce sujet qu'il connait mal. Ces travaux nous ont permis de conclure que la modification de la galénique des formes orales solides en vue de leur administration doit être évitée au maximum car c'est une pratique à risques multiples, pour le patient ainsi que pour le manipulateur, mais aussi une perte de temps. Il est donc important de communiquer ce message dans les établissements de santé ; ainsi, il pourrait être intéressant de diffuser et de mettre à disposition cette formation à tous les EHPAD le souhaitant et par extension, aux secteurs médicaux spécialisés en gériatrie.

VU ET PERMIS D'IMPRIMER

Grenoble, le 4/9/2013

LE DOYEN

Pr. Christophe Ribuot

PRESIDENTE DU JURY

Dr. Marie Joyeux-Faure,

# Bibliographie

(1) ARS Rhône-Alpes : « Sécurisation du circuit du médicament dans les EHPAD. » Mars 2012. Disponible sur : http://www.ars.rhonealpes.sante.fr/fileadmin/RHONE-ALPES/RA/Direc_hand_grand_age/Circuit_medicament_EHPAD/2012 03_Maquette_circuit_medicament_EHPAD.pdf (Consulté le 24 mars 2013)

(2) « L'enquête auprès des établissements d'hébergement pour personnes âgées (EHPA) » publiée le 18 juin 2010_ http://www.drees.sante.gouv.fr/l-enquete-aupres-des-etablissements-d-hebergement-pour,6504 (consulté le 9 février 2013)

(3) http://www.cleirppa.fr/UserFiles/File/Etablissement-medico-social.pdf (consulté le 9 février 2013)

(4) GRENIER M. «Rôle du pharmacien d'officine lors de la dispensation des médicaments dans un EHPAD » Thèse d'exercice en pharmacie présentée en juillet 2012.

(5) « Observatoire des EHPAD 2013 » Etude réalisé par KPMG sur l'année 2011 auprès de 323 établissements publics et privés non lucratif, consultable sur http://www.kpmg.com/FR/fr/IssuesAndInsights/ArticlesPublications/Documents/Observatoire-EHPAD-2013-KPMG.pdf, (consulté le 9 février 2013).

(6) Loi n°97-60 du 24 janvier 1997 tendant, dans l'attente du vote de la loi instituant une prestation d'autonomie pour les personnes âgées dépendantes, à mieux répondre aux besoins des personnes âgées par l'institution d'une prestation spécifique dépendance. (JORF n°21 du 25 janvier 1997 page 1280).

(7) « Le modèle AGGIR ; Guide d'utilisation » Janvier 2008 consultable sur http://www.ameli.fr/fileadmin/user_upload/documents/Guide_AGGIR_2008.pdf

(8) DESTAIS.N, RUOL.V, THIERRY.M, Rapport de l'IGAS, « Financement des soins dispensés dans les établissements pour personnes âgées dépendantes. - Évaluation de l'option tarifaire dite globale », Octobre 2011, consultable sur http://www.ladocumentationfrancaise.fr/docfra/rapport_telechargement/var/storage/rapports-publics/124000032/0000.pdf (consulté le 16 février 2013)

(9) Bilan démographique 2012 de l'INSEE http://www.insee.fr/fr/themes/detail.asp?ref_id=bilan-demo (consulté le 16 février 2013).

(10) ROBERT-BOBEE I, « Projections de population pour la France métropolitaine à l'horizon 2050 : la population continue de croître et le vieillissement se poursuit » division Enquêtes et études démographiques, Insee :

http://www.insee.fr/fr/themes/document.asp?ref_id=ip1089 (consulté le 16 février 2013.)

(11) DUEE M, REBILLARD C : « La dépendance des personnes âgées : une projection en 2040 », 2006 : http://www.insee.fr/fr/ffc/docs_ffc/DONSOC06zp.PDF (consulté le 16 février 2013.)

(12) Article D312-156 du Code de l'Action sociale et des familles

(13) Article D312-158 du Code de l'Action sociale et des familles

(14) Articles R4311-1 à R4311-15-1 du CSP

(15) Article L1110-8 du CSP créé par Loi n°2002-303 du 4 mars 2002 - art. 9 JORF 5 mars 2002

(16) ARS Rhône-Alpes « La dépendance, le débat national ; I/ Prévenir la dépendance » 6 mai 2011, consultale sur http://www.ars.rhonealpes.sante.fr/06-05-2011-Debat-dependance.110281.0.html (consulté le 23 février 2013)

(17) LE PHARMACIEN HOSPITALIER. « Le rôle du pharmacien au sein des EHPAD. » consultable sur http://www.lepharmacienhospitalier.fr/article/244819 (Consulté le 23 février 2013)

(18) RATTE.E, IMBAUD.D, Annexe du rapport du groupe « Accueil et accompagnement des personnes âgées en perte d'autonomie » 21 juin

2011 consultable sur http://www.social-sante.gouv.fr/IMG/pdf/rapport_final_annexes.pdf (consulté le 23 février 2013)

(19) DUTHEIL N., SHEIDEGGER S., « Pathologies et perte d'autonomie des résidents en établissement d'hébergement pour personnes âgées », Études et résultats DREES, n° 515, août 2006 consultable sur http://www.drees.sante.gouv.fr/pathologies-et-perte-d-autonomie-des-residants-en-etablissement-d-hebergement-pour-personnes-agees,4537 (consulté le 25 février 2013)

(20) ANESM, Recommandation de bonnes pratiques professionnelles « Qualité de vie dans les EHPAD, volet 4 : L'accompagnement personnalisé de la santé du résident», rapport de Novembre 2012, consultable sur http://www.anesm.sante.gouv.fr/IMG/pdf/Anesm_QDV4_Novembre_2012-2.pdf (consulté le 25 février 2013)

(21) LE REUN N, « Les troubles de la déglutition de la personne âgée : de la cible au plan de soins–guide », SGOC Brest juin 2010, consultable sur http://www.sgoc.fr/Brest%202010/communications/ateliers/SGOCd-glutition.pdf (consulté le 4 mars 2013)

(22) MAZOYER A, « Sensibilisation aux troubles de la déglutition de la personne âgée en EHPAD » Janvier 2012, consultable sur http://medecine.alexis-mazoyer.com/documents/formations/troubles%20de%20la%20deglutition%20personne%20agee.pdf (consulté le 4 mars 2013)

(23) MARTEL J, « Dysphagie iatrogénique » Pharmactuel, Vol 34, N°1, p.11-15, 2001

(24) LANCRY P-J, « Mission préparatoire à l'expérimentation de la réintégration du budget médicaments dans le forfait soins des établissements d'hébergement pour personnes âgées dépendantes » Juillet 2009, consultable sur http://www.adiph.org/documents/TO/Rapport_JP_Lancry.pdf (consulté le 4 mars 2013)

(25) La loi « Hôpital, patients, santé et territoires » 14 avril 2010 http://www.sante.gouv.fr/la-loi-hopital-patients-sante-et-territoires.html (consulté le 8 mars 2013)

(26) LOI n° 2009-879 du 21 juillet 2009 portant réforme de l'hôpital et relative aux patients, à la santé et aux territoires (JORF n°0167 du 22 juillet 2009)

(27) LEQUIEN V, « Le rôle du pharmacien au sein des EHPAD. » Actualités pharmaceutiques hospitalières Vol 6, N° 21, p. 10, 2010

(28) Arrêté du 31 mars 1999 relatif à la prescription, à la dispensation et à l'administration des médicaments soumis à la réglementation des substances vénéneuses dans les établissements de santé, les syndicats interhospitaliers et les établissements médico-sociaux disposant d'une pharmacie à usage intérieur mentionnés à l'article L. 595-1 du CSP. (JORF du 1er avril 1999)

(29) Article 2 de l' Arrêté du 5 septembre 2011 relatif à la commission de coordination gériatrique mentionnée au 3° de l'article D. 312-158 du code de l'action sociale et des familles et modifiant l'arrêté du 30 décembre 2010 fixant les modèles de contrats types devant être signés par les professionnels de santé exerçant à titre libéral et intervenant au même titre dans les établissements d'hébergement pour personnes âgées dépendantes (JORF du 7 septembre 2011)

(30) Article R 5132-3 du CSP

(31) Article L 313-26 du Code de l'Action sociale et des familles

(32) Article R 4235-48 du CSP

(33) Article L 4241-1 & L 4241-10 du CSP

(34) Décret no 2000-1316 du 26 décembre 2000 relatif aux pharmacies à usage intérieur et modifiant le CSP. (JORF n°302 du 30 décembre 2000)

(35) Loi n° 2006-1640 du 21décembre 2006 de financement de sécurité sociale pour 2007 (JO du 22 décembre 2006)

(36) Article L5126-6-1 du CSP

(37) Article L 1111-23 du CSP

(38) Article R 5125-51 du CSP

(39) Article R 5125-47 & R 5125-52 du CSP

(40) Article R 4311-5 du CSP

(41) HAS, « Outils de sécurisation et d'auto-évaluation de l'administration des médicaments » Juillet 2011, consultable sur http://www.has-sante.fr/portail/upload/docs/application/pdf/2011-11/guide_outil_securisation_autoevalusation_medicaments_complet_20 11-11-17_10-49-21_885.pdf (consulté le 26 mars 2013)

(42) Article R 4311-5-4 du CSP

(43) Enseignement pharmacie 3$^e$ année de la Faculté de Pharmacie de Nantes _ « Les formes pharmaceutiques » disponible sur http://ticem.sante.univ-nantes.fr/ressources/1375.pdf (consulté le 1er mai 2013)

(44) LE HIR, A. CHAUMEIL, J.-C. & BROSSARD, D. « Pharmacie galénique : Bonnes pratiques de fabrication des médicaments », p 237-238, 9$^e$ édition de chez MASSON, 2009.

(45) Pharmacie des Hôpitaux Universitaire de Genève, « Bulletin d'information du Contact Avis Pharmacologie et Pharmaceutique n°36 : Formes galéniques spéciales », septembre 2005, consultable sur http://pharmacie.hug-ge.ch/infomedic/cappinfo/cappinfo36.pdf (consulté le 12 mai 2013)

(46) WOUESSIDJEWE, D. « Cours d'initiation à la connaissance du médicament _ Voie d'administration des médicaments et formes galéniques correspondantes », année 2006-2007

(47) LE HIR, A. CHAUMEIL, J.-C. & BROSSARD, D. « Pharmacie galénique : Bonnes pratiques de fabrication des médicaments » p 275 à 277, 9$^e$ édition de chez MASSON, 2009.

(48) LECHAT, P. « Cours de pharmacologie niveau DCEM1 de l'Université Pierre et Marie Curie _ Chapitre 4 - Pharmacocinétique et métabolisme des médicaments » année 2006 – 2007, consultable sur http://www.chups.jussieu.fr/polys/pharmaco/poly/Pharmaco.pdf (consulté le 8 juin 2013)

(49) ONCINS-DELGADO, B. LARNAUD, D. « Mise en place et évaluation d'un protocole de soins pharmaceutiques dans un service de gériatrie » Thèse d'exercice en pharmacie présentée en octobre 2002

(50) DESMEULES, J. « Interactions des médicaments avec l'alimentation », Pharma-flash, Volume 29, n°5, pages 17-21, 2002

(51) Monographie « Comprimés », Pharmacopée Européenne édition 7.6, pages 5159 à 5161

(52) MATHIEU, M.-J. FONTENEAU, J.-M. « Le manuel porphyre du préparateur en pharmacie » Editions Porphyre Wolters Kluwer France, 2008

(53) LE HIR, A. CHAUMEIL, J.-C. & BROSSARD, D. « Pharmacie galénique : Bonnes pratiques de fabrication des médicaments » p 239 à 254, 9$^e$ édition de chez MASSON, 2009.

(54) WEHRLE, P. « Pharmacie galénique : formulation et technologie pharmaceutique » p 60 à 65, 2ᵉ édition de chez Maloine, 2012.

(55) LE HIR, A. CHAUMEIL, J.-C. & BROSSARD, D. « Pharmacie galénique : Bonnes pratiques de fabrication des médicaments » p 262 à 271, 9ᵉ édition de chez MASSON, 2009.

(56) Monographie « Sphéroïdes médicamenteux » de janvier 1990, Pharmacopée Française XIᵉ édition.

(57) GOOLE, J. «Développement et évaluation de mini-comprimes flottants a libération prolongée » Thèse de doctorat en Sciences Pharmaceutiques, Université libre de Bruxelles Institut de pharmacie, Mai 2008.

(58) BOUDENDOUNA, A. « Méthodologie de la formulation d'une forme orale solide à libération prolongée »Thèse de doctorat en sciences et génie des matériaux, Université de Toulouse, Novembre 2010.

(59) MedQual, « Les lyophilisats oraux », Mai 2007, consultable sur http://www.medqual.fr/pro/Marie/RESSOURCES%20ET%20INFORMATIONS/2-THERA/Galenique/577-Lyocs.pdf (consulté le 27 juillet 2013)

(60) Groupe de travail Formulaire MRS, Formul R info, Année 11, n° 4, p32-34, septembre 2004.

(61) OMEDIT Poitou-Charentes, Commission sécurisation du circuit du médiament, « Bonnes pratiques d'administration des médicaments par sonde de nutrition ou pour les patients ayant des difficultés à avaler les

formes solides », juillet 2012 consultable sur https://ormedims.esante-poitou-charentes.fr/portail/travaux-omedit/gallery_files/site/80/532/993/1921.pdf (consulté le 5 juillet 2013)

(62) OMEDIT Haute-Normandie : « Liste régionale des médicaments per os concernant l'écrasement des comprimés et l'ouverture des gélules », consultable sur http://www.omedit-hautenormandie.fr/sous_groupe_de_travail_liste_des_medicaments_dont_la_galenique_est_modifiable_582.htm (consulté le 5 juillet 2013)

(63) Pharmacie Interjurassienne, « Ecraser les comprimés : oui ou non ? », version 2012–2014, consultable sur http://www.pij-medic.info/component/edocman/?task=document.viewdoc&id=105 (consulté le 5 juillet 2013)

(64) Pharmacie des Hôpitaux Universitaire de Genève, « Médicaments photosensibles», avril 2006, consultable sur http://pharmacie.hug-ge.ch/infomedic/utilismedic/photosensible.pdf (consulté le 5 juillet 2013)

(65) Pharmacie des Hôpitaux Universitaire de Genève, « Bulletin d'information du Contact Avis Pharmacologie et Pharmaceutique n°26 : Couper ou écraser les comprimés : oui ou non ? De la théorie à la pratique », octobre 2003, consultable sur http://pharmacoclin.hug-ge.ch/_library/pdf/cappinfo26.pdf (consulté le 5 juillet 2013)

(66) Groupe de Référence en Soins infirmiers des Hôpitaux Universitaire de Genève, «Annexe aux principes pour la préparation et l'administration des médicaments», aout 2009, consultable sur

http://soins.hug-ge.ch/_library/techniques_pdf/annexe_prep_med.pdf (consulté le 5 juillet 2013)

(67) http:/www.ortheo.com/ecrase-comprime-pi-458.html (consulté le 6 juillet 2013)

(68) http://www.lavitrinemedicale.fr/catalogue-fiche/122-701-sachets-ecrase-comprimes-cima/ (consulté le 6 juillet 2013)

(69) http://materiel-medical.mediscount.fr/ecrase-pilule-silent-knight-lmp (consulté le 6 juillet 2013)

(70) http://www.severo.biz/ (consulté le 6 juillet 2013)

(71) Peek BT, Al-Achi A, Coombs SJ, "Accuracy of tablet splitting by elderly patients", JAMA 2002; 288: 4512.

(72) AP-HP, ALZIEU.L, « Programme d'analyse et d'amélioration des pratiques professionnelles : Broyage des comprimés en gériatrie », décembre 2012

(73) CHU de Rouen, « Administration non conventionnelle des médicaments (écrasement des comprimés et ouverture des gélules) : étude et propositions », juin 2009, consultable sur http://www.cnsa.fr/IMG/pdf/recommandation_sur_l_ecrasement_des_medicaments_en_geriatrie.pdf consulté le (3 janvier 2013)

(74) Pharmacie des Hôpitaux Universitaire de Genève, « Conservation des liquides oraux», décembre 2006, dernière révision de juillet 2013, consultable sur http://pharmacie.hug-ge.ch/infomedic/utilismedic/conservation_liquides_oraux.pdf (consulté le 11 aout 2013)

# Annexes

# Annexe 1 : « Conservation des liquides oraux » par la Pharmacie des Hôpitaux Universitaire de Genève (74)

 Site web de la Pharmacie des HUG – http://pharmacie.hug-ge.ch/
Informations sur les médicaments - Recommandations d'utilisation
Assistance Pharmaceutique: tel interne 31080

HUG 🏥
Hôpitaux Universitaires de Genève

## CONSERVATION DES LIQUIDES ORAUX

- **LES FORMES PHARMACEUTIQUES LIQUIDES ORALES**

Ces préparations comprennent les sirops, les solutions et les gouttes orales. Elles contiennent souvent un conservateur, cependant leur date de validité une fois ouvertes peut varier de quelques jours à plusieurs mois. De manière arbitraire aux HUG, sauf cas particuliers, le délai de conservation après ouverture d'une forme orale sans conservateur est fixé à 2 semaines et, en présence d'un conservateur, à 2 mois (température ambiante ou frigo selon les produits). Cette pratique a pour but de prévenir tout risque de contamination microbiologique dans un environnement favorisant (milieu hospitalier, prélèvements multiples par diverses personnes, etc...).

En principe, les antibiotiques ont des dates de validité relativement courtes après reconstitution, alors que la majorité des gouttes, solutions et sirops peuvent être conservés 2 mois après ouverture.

Il est important de noter la date d'ouverture sur le flacon.

Voir aussi :
- Capp-info N°42 : http://pharmacie.hug-ge.ch/infomedic/cappinfo/cappinfo42.pdf
- Liquides oraux pédiatriques : http://pharmacie.hug-ge.ch/infomedic/utilsmedic/liquides_oraux_ped.pdf

Le tableau ci-après reprend les principales formes liquides orales utilisées aux HUG en précisant la **validité de conservation de ces produits une fois ouverts.**

NB : les données ci-après tiennent compte des recommandations du Service de Prévention et de Contrôle de l'Infection (SPCI) des HUG. Ainsi, elles diffèrent parfois des recommandations des fabricants.

### Durée de conservation des liquides oraux après ouverture

Frigo : + 2°C à 8°C      Température ambiante : +15°C à 25°C
C = avec conservateur    SC = sans conservateur

| Nom de la préparation | | Durée de conservation |
|---|---|---|
| 3TC solution | C | ouvert : 1 mois à température ambiante |
| Algifor junior sirop | C | ouvert : 2 mois à température ambiante |
| Alucol gel | C | ouvert : 2 mois à température ambiante |
| Ampho-Moronal suspension | C | ouvert : 2 mois à température ambiante |
| Amoxi-Mepha suspension | C | reconstituée : 14 jours à température ambiante |
| Amoxicilline-Sandoz suspension | C | reconstituée : 14 jours à température ambiante |
| Augmentin suspension Duo | C | reconstituée : 7 jours au frigo |
| Augmentin suspension Trio | SC | reconstituée : 7 jours au frigo |
| Bactrim sirop | C | ouvert : 20 jours à température ambiante, 40 jours au frigo |
| Bépanthène gouttes | C | ouvert : 2 mois à température ambiante |
| Bisolvon gouttes | C | ouvert : 2 mois à température ambiante |
| Carbomix suspension | SC | reconstitué : utilisation immédiate |
| Ceclor suspension | SC | reconstituée : 14 jours au frigo |

Pharmacie des HUG /conservation_liquides_oraux.docx / créé le: 12.2006 / auteur: LB / dernière révision le: 29.07.13 par tesi
La pharmacie des HUG décline toute responsabilité en cas d'utilisation des informations disponibles sur son site Internet hors des HUG

Site web de la Pharmacie des HUG – http://pharmacie.hug-ge.ch/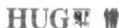
Informations sur les médicaments - Recommandations d'utilisation
Assistance Pharmaceutique: tel interne 31080

Frigo : + 2°C à 8°C  
C = avec conservateur

Température ambiante : +15°C à 25°C  
SC = sans conservateur

| Nom de la préparation | | Durée de conservation |
|---|---|---|
| CellCept suspension | C | reconstituée : 2 mois à température ambiante |
| Céphoral suspension | C | reconstituée : 14 jours à température ambiante |
| Cetallerg gouttes | SC | ouvert : 2 mois à température ambiante |
| Chloral sirop HUG | SC | ouvert : 1 semaine au frigo |
| Ciproxine suspension | SC | reconstituée : 14 jours à température ambiante |
| Clamoxyl suspension | C | reconstituée : 14 jours à température ambiante |
| Clopixol gouttes | C | ouvert : 2 mois au frigo |
| Codéine sirop 0.25% HUG | C | ouvert : 2 mois à température ambiante |
| Colophos solution | SC | ouvert : utilisation immédiate |
| Dafalgan sirop | C | ouvert : 2 mois à température ambiante |
| Diflucan suspension | C | reconstituée : 14 jours à température ambiante |
| Digoxine Nativelle solution | SC | ouvert : 2 mois à température ambiante |
| Dipipéron gouttes | C | ouvert : 2 mois à température ambiante |
| Distraneurin mixture | SC | ouvert : 2 mois au frigo |
| Drossadin sol. 0.1% 0.2% | C | ouvert : 2 mois à température ambiante |
| Effortil gouttes | C | ouvert : 2 mois à température ambiante |
| Elixir frangulae Rudolac | C | ouvert : 2 mois à température ambiante |
| Elixir frangulae Paraffine | C | ouvert : 2mois à température ambiante |
| Enalapril 1mg/ml HUG | C | ouvert : 2 mois au frigo |
| EryHEXAL suspension | SC | reconstituée : 14 jours au frigo |
| Figue sirop | C | ouvert : 2 mois à température ambiante |
| Flagyl sirop | C | ouvert : 2 mois à température ambiante |
| Flatulex gouttes | C | ouvert : 2 mois à température ambiante |
| Fordtran suspension | C | reconstituée : utilisation immédiate |
| Furosémide 4mg/ml HUG | C | ouvert : 2 mois à température ambiante |
| Gutron gouttes | C | ouvert : 2 mois à température ambiante |
| Haldol gouttes | C | ouvert : 2 mois à température ambiante |
| Hydrochlorothiazide 5mg/ml HUG | C | ouvert : 2 mois à température ambiante |
| Hydromorphone gouttes | C | ouvert : 2 mois à température ambiante |
| Imodium sirop | C | ouvert : 2 mois à température ambiante |
| Importal solution | C | ouvert : 2 mois à température ambiante |
| Kaletra sirop | C | ouvert : 6 semaines à température ambiante |
| Klaciped suspension | C | reconstituée : 14 jours à température ambiante |
| Laxoberon gouttes | C | ouvert : 2 mois à température ambiante |
| L-Thyroxin sol. orale | C | ouvert : 1 mois au frigo |
| Locaseptil solution | C | ouvert : 2 mois à température ambiante |
| Maltofer sirop et gouttes | C | ouvert : 2 mois à température ambiante |
| Methadone solution | C | ouvert : 2 mois à température ambiante |
| Midazolam 2mg/ml HUG | C | ouvert : 2 mois à température ambiante |
| Motilium suspension | C | ouvert : 2 mois à température ambiante |
| Morphine solution 1% 2% | C | ouvert : 2 mois à température ambiante |
| MST suspension | SC | reconstituée : utilisation immédiate |
| Mycostatine suspension | C | ouvert : 2 mois à température ambiante |
| Nervifen solution | SC | ouvert : 2 mois à température ambiante |
| Nivaquine sirop | SC | ouvert : 2 mois à température ambiante |
| Nifedipin Ratiopharm gouttes | C | ouvert : 2 mois à température ambiante |
| Norvir sirop | C | ouvert : 2 mois à température ambiante |
| Nozinan gouttes | C | ouvert : 2 mois à température ambiante |
| Oméprazole 2mg/ml HUG | SC | ouvert : 2 semaines au frigo |
| Oranol gouttes | C | ouvert : 2 mois au dessous de 15°C |
| Ospen sirop | C | ouvert : 2 mois au frigo |
| Oxynorm gouttes | C | ouvert : 2 mois à température ambiante |
| Paspertin gouttes | C | ouvert : 2 mois à température ambiante |

Pharmacie des HUG /conservation_liquides_oraux.docx / créé le: 12.2006 / auteur: LB / dernière révision le: 29.07.13 par tesi
La pharmacie des HUG décline toute responsabilité en cas d'utilisation des informations disponibles sur son site internet hors des HUG

Site web de la Pharmacie des HUG – http://pharmacie.hug-ge.ch/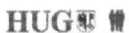

Informations sur les médicaments - Recommandations d'utilisation

Assistance Pharmaceutique: tel interne 31080

Frigo : + 2°C à 8°C  
C = avec conservateur

Température ambiante : +15°C à 25°C  
SC = sans conservateur

| Nom de la préparation | | Durée de conservation |
|---|---|---|
| Phenobarbital 5mg/ml HUG | C | ouvert : 2 mois à température ambiante |
| Podomexef suspension | C | reconstituée : 10 jours au frigo |
| Ponstan suspension | C | ouvert : 2 mois à température ambiante |
| Potassium 7.5% sirop | C | ouvert : 2 mois à température ambiante |
| Prednisolone gouttes | C | ouvert : 2 semaines à température ambiante |
| Propranolol 2mg/ml HUG | C | ouvert : 2 mois à température ambiante |
| Ranitidine sol. 15mg/ml | C | ouvert : 2 mois à température ambiante |
| Rapamune solution | SC | ouvert : 1 mois au frigo |
| REP sirop | C | ouvert : 2 mois à température ambiante |
| Retrovir sirop | C | ouvert : 2 mois à température ambiante |
| Rifadine suspension | C | ouvert : 2 mois à température ambiante |
| Rivotril gouttes | SC | ouvert ; 14 jours à température ambiante |
| Sandimmun neoral solution | C | ouvert : 2 mois à température ambiante |
| Seropram gouttes | C | ouvert : 2 mois à température ambiante |
| Sinecod sirop | C | ouvert : 2 mois à température ambiante |
| Spironolactone suspension | C | ouvert : 2 mois à température ambiante |
| Sporanox solution | SC | ouvert : 14 jours à température ambiante |
| Tacrolimus suspension | C | ouvert : 2 mois à température ambiante |
| Tamiflu suspension | C | ouvert : 10 jours à température ambiante |
| Tegrétol sirop | C | ouvert : 2 mois à température ambiante |
| Toplexil sirop | C | ouvert : 2 mois à température ambiante |
| Tramal gouttes | C | ouvert : 2 mois à température ambiante |
| Ulcogant suspension | C | ouvert : 2 mois au frigo |
| Ursofalk suspension | C | ouvert : 2 mois à température ambiante |
| Vfend suspension | C | reconstitué : 2 semaines à température ambiante |
| Vi-Dé 3 gouttes | C | ouvert : 2 mois à température ambiante |
| Vimpat | C | ouvert : 4 semaines à température ambiante |
| Wellvone suspension | C | ouvert : 2 mois à température ambiante |
| Ziagen solution | C | ouvert : 2 mois à température ambiante |
| Zinat suspension | C | reconstituée: 10 jours au frigo |
| Zovirax suspension | C | ouvert : 2 mois à température ambiante |

**REFERENCES :**

1. http://www.swissmedicinfo.ch, version en ligne
2. A-M Sautter. Conservation des médicaments stabilité et dates limites d'utilisation CAPP-Info 2006 ;N°42
3. Nicolle I. et col. « Dates limites d'utilisation des médicaments » Bulletin d'information du médicament et de pharmacovigilance CRIM Rennes 1998 ; N° 80
4. Combien de temps peut-on conserver des emballages de pommades entamés ? GSASA-News1999 ;13 ( N°1) ; 24
5. Délai d'utilisation des préparations de récepture, FH, SSPh

# Annexe 2 : Questionnaire distribué à la fin de la formation :

## Questionnaire destiné aux personnes ayant assistées à la formation :

**1. Vous êtes :**

☐ Un / Une Infirmier(e)  ☐ Un / Une Aide-Soignant(e)  ☐ Une aide médico-psychologique

☐ Un / Une élève Infirmier(e)  ☐ Un / Une élève Aide-Soignant(e)  ☐ Autre, précisez : ..........................

**2. Depuis combien de temps exercez-vous cette profession ?**

☐ Moins de 5ans  ☐ Entre 5 et 10 ans  ☐ Entre 10 et 20 ans  ☐ Plus de 20 ans

**3. Lors de votre formation, aviez-vous abordé la question de l'écrasement des formes solides ?**

☐ Oui  ☐ Non

**4. Lors de votre parcours professionnel, vous a-t-on déjà parlé des risques encourus par l'écrasement des formes solides ?**

☐ Oui  ☐ Non

Si oui, qui l'a fait ? : ..............................................................

**5. Vous est-il déjà arrivé de devoir écrasé un traitement pour un patient ?**

☐ Oui  ☐ Non

Si oui, en avez-vous informé le médecin ou le pharmacien ?

☐ Oui  ☐ Non

Si non, pourquoi ?

☐ Je pensais qu'ils étaient déjà au courant  ☐ Manque de visite et/ou de possibilité de communication avec eux

☐ Je ne pensais pas que cela aurait une influence sur la prescription  ☐ Autre, précisez : ..............................................

**6. Pensez-vous que le pharmacien référent de l'établissement est assez présent et disponible au sein de la résidence, pour répondre à vos questions concernant les médicaments et leur bonne administration?**

☐ Oui  ☐ Non

## Questionnaire destiné aux personnes ayant assistées à la formation :

### Concernant la formation :

**7. Vous a-t-elle appris quelque chose ?**
  ☐ Oui    ☐ Non

Si oui, quelle partie vous a le plus appris ?
  ☐ Première partie : Composition et différents types de formes solides
  ☐ Deuxième partie : Les risques liés à l'écrasement
  ☐ Troisième partie : Les types de formes solides ne s'écrasant pas et l'écrasement en pratique

**8. Aviez-vous connaissance que l'écrasement des formes solides pouvait être dangereux pour le patient:**

| | Oui | Non |
|---|---|---|
| Par toxicité locale ? | ☐ | ☐ |
| Par surdosage en médicament écrasé ? | ☐ | ☐ |
| Par sous-dosage en médicament écrasé ? | ☐ | ☐ |
| Par modification de l'absorption des autres médicaments administrés en même temps ? | ☐ | ☐ |

**9. Aviez-vous connaissance que l'écrasement des formes solides pouvait parfois être dangereux pour le manipulateur:**

| | Oui | Non |
|---|---|---|
| Par effet irritant ? | ☐ | ☐ |
| Par effet tératogène chez les femmes enceintes ? | ☐ | ☐ |
| Par effet cancérigène? | ☐ | ☐ |

**10. Connaissiez-vous la liste de référence renseignant sur la possibilité d'écraser ou non un médicament ?**
  ☐ Oui    ☐ Non

Si oui, l'avez-vous déjà utilisée ?
  ☐ Oui    ☐ Non

**11. Concernant la pratique, pensez-vous que les recommandations mentionnées à la fin de la formation soient applicables quotidiennement au sein de votre activité ?**
  ☐ Oui    ☐ Non

Si non, précisez celles qui vous paraissent non applicables :...............................................................
................................................................................................................................................

**12. Etes-vous satisfait(e) du support de présentation ?**
  ☐ Oui    ☐ Non

Si non, qu'auriez-vous préféré?: ...................................................................................................

*Pauline MEUNIER*
*Thèse en vue d'obtention du diplôme de Docteur en Pharmacie _ Mai 2013*

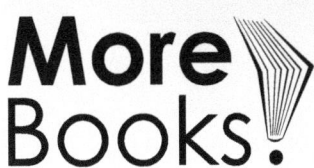

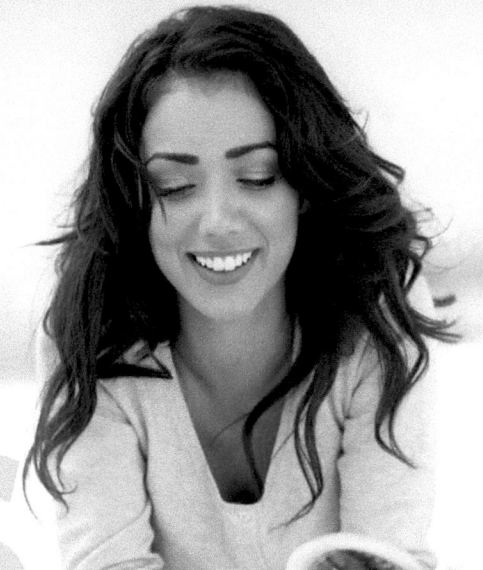

# i want morebooks!

Buy your books fast and straightforward online - at one of world's fastest growing online book stores! Environmentally sound due to Print-on-Demand technologies.

Buy your books online at

## www.get-morebooks.com

Achetez vos livres en ligne, vite et bien, sur l'une des librairies en ligne les plus performantes au monde!
En protégeant nos ressources et notre environnement grâce à l'impression à la demande.

La librairie en ligne pour acheter plus vite

## www.morebooks.fr

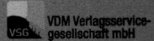 VDM Verlagsservicegesellschaft mbH
Heinrich-Böcking-Str. 6-8    Telefon: +49 681 3720 174    info@vdm-vsg.de
D - 66121 Saarbrücken        Telefax: +49 681 3720 1749   www.vdm-vsg.de

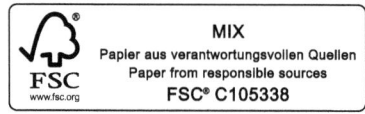

Printed by Books on Demand GmbH, Norderstedt / Germany